CONTRIBUTION A L'ÉTUDE

DE LA

TUBERCULOSE PULMONAIRE

CHEZ LES SYPHILITIQUES

PAR

Le Dr René JACQUINET

Ancien interne des hôpitaux de Paris
Médaille de bronze de l'Assistance publique

PARIS

G. STEINHEIL, ÉDITEUR

2, RUE CASIMIR-DELAVIGNE, 2

1895

CONTRIBUTION A L'ÉTUDE

DE LA

TUBERCULOSE PULMONAIRE

CHEZ LES SYPHILITIQUES

IMPRIMERIE LEMALE ET Cie, HAVRE

CONTRIBUTION A L'ÉTUDE

DE LA

TUBERCULOSE PULMONAIRE

CHEZ LES SYPHILITIQUES

PAR

Le Dr René JACQUINET

Ancien interne des hôpitaux de Paris
Médaille de bronze de l'Assistance publique

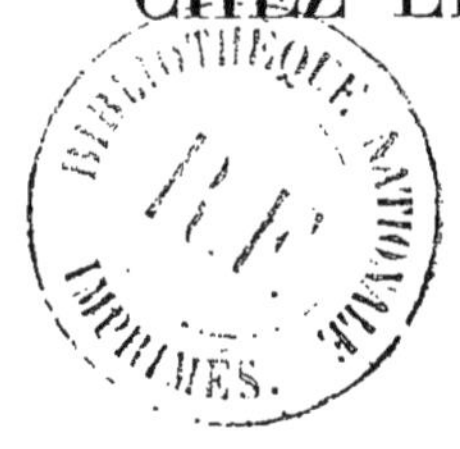

PARIS

G. STEINHEIL, ÉDITEUR

2, RUE CASIMIR-DELAVIGNE, 2

1895

CONTRIBUTION A L'ÉTUDE

DE LA

TUBERCULOSE PULMONAIRE

CHEZ LES SYPHILITIQUES

INTRODUCTION

Depuis l'époque où la syphilis a acquis son autonomie, les auteurs ont noté comme conséquence de son développement une phtisie survenant à une époque plus ou moins éloignée. Pendant longtemps ce terme de phtisie prêta à la confusion, et servit à désigner toutes les affections qui se terminaient par hecticité et consomption. Plus tard, la phtisie devint synonyme de tuberculose pulmonaire, mais il fallut Laënnec, Villemin, Grancher et Koch pour montrer l'unicité de la tuberculose et sa spécificité. — La tuberculose a une marche envahissante sur laquelle a insisté notre maître le professeur L. Landouzy (Cours d'hygiène de la Faculté, 1885) ; la syphilis elle-même suit la même progression, et, après avoir pénétré des grands centres dans les villes de moindre importance, elle envahit les bourgs, et étend maintenant ses ravages dans les campagnes. — Ces deux maladies sont fréquemment associées, et loin de se contrebalancer elles ont l'une sur l'autre une influence très marquée.

Nous n'avons pas l'intention d'aborder ici la question de l'influence de la tuberculose sur la syphilis, et de rechercher si la tuberculose doit être considérée comme un facteur de gravité de la syphilis. Nous nous bornerons à étudier le rôle qu'exerce la syphilis sur la tuberculose pulmonaire. Cette étude présente un grand intérêt pratique.

La tuberculose pulmonaire peut précéder l'éclosion de la syphilis chez un individu, ou au contraire venir la compliquer. De là, résultent des questions particulières de pronostic et de traitement.

A côté de l'intérêt pratique, il y a dans cette étude une question de doctrine. Jusqu'alors la syphilis était, comme le montrera notre historique, regardée comme affaiblissant, débilitant l'organisme et le prédisposant par suite à la tuberculose pulmonaire. Aujourd'hui, à la faveur des conceptions modernes des maladies infectieuses, ne peut-on pas espérer découvrir le mode pathogénique de ces associations morbides. Nous connaissons l'action du bacille de Koch, et nous savons qu'il n'agit que par la tuberculine qu'il sécrète. L'agent pathogène de la syphilis nous est encore inconnu, mais, de par l'évolution de la syphilis, il est permis de conclure que la « syphiline » peut remplir dans cette affection le rôle que la tuberculine joue dans la tuberculose.

Avant de commencer ce travail, il est juste de déclarer que, s'il a quelque valeur, c'est à l'enseignement de notre maître le professeur Landouzy qu'il la doit. Nous saisissons avec empressement l'occasion qui nous est offerte de lui dire combien nous lui sommes attaché. Après nous avoir reçu dans son service comme externe, M. Landouzy nous a accueilli comme interne, et nous a fait l'honneur d'accepter la présidence de notre thèse. Nous lui en conserverons la plus vive et la plus sincère reconnaissance, ainsi que des marques de sympathie qu'il nous a témoignées pendant le cours de nos études médicales.

Que nos maîtres en dermatologie et en syphiligraphie reçoivent ici l'expression de notre profonde gratitude :

M. Hallopeau, dont nous avons été l'interne dans son beau service de l'hôpital Saint-Louis ;

M. Balzer, dont nous avons été aussi l'interne à l'hôpital Ricord ;

M. Brocq, dont nous avons été l'externe, et dont nous avons suivi l'enseignement à l'hôpital Saint-Louis et à l'hospice La Rochefoucauld.

Nous remercions MM. Chauffard et Gilbert des excellents conseils qu'ils nous ont prodigués, et nous sommes heureux que les circonstances nous aient procuré l'honneur d'être leur interne.

Nous avons pu profiter des riches ressources du service de M. Gouguenheim à l'hôpital Lariboisière, et de sa clinique laryngologique pendant l'année où nous étions son interne provisoire ; qu'il nous permette de lui dire combien nous lui en sommes reconnaissant.

Nous adressons aussi nos vifs remerciements à nos maîtres : MM. André Petit, Renault, Comby, Josias,

Lermoyez, Widal, Girode, médecins des hôpitaux;
MM. Michaux, Pierre Delbet, Beurnier, chirurgiens des
hôpitaux.

Enfin, nous ne voulons pas oublier de remercier le
docteur Coïon, de Suippes, qui a été notre premier guide
dans la carrière médicale et nous a toujours témoigné
le plus grand intérêt.

CHAPITRE PREMIER

Historique.

A. Paré, dans son livre XVIe (édition Malgaigne), trai-
tant de la grosse vérole, et parlant des diverses affections
qui sont le résultat de cette maladie, s'exprime ainsi :
« Autres demeurent asthmatiques et hectiques avec une
fièvre lente et meurent tabides et desséchez ».

Parmi des auteurs moins anciens qui décrivirent la
phtisie vérolique, il faut citer Schrœder. Celui-ci, en
parlant du virus vénérien, dit: « Producit inflamma-
tiones, spasmos, tumores et tubercula in variis partibus,
nec non raro, in pulmonibus » (*De pneumonide syphili-
tica.* — Gœtting., 1789).

« Certo constat, a dit Baglivi, phthisim sæpissime
esse morbum secundarum a variis morbis, principalibus,
v. g. a lue venerea. »

On sait que Morton admettait seize espèces de phtisie,
parmi lesquelles, bien entendu, était la phtisie vénérienne ;
aussi dit-il : « Æque etiam verum est, et in praxi non
raro observandum venit, vere pulmonarem phthisim, a
mera sanguinis et humorum alteratione, lue venerea
facta, originem suam ducere » (Opera omnia. Lyon, 1737,
in- 4°, t. I, pp. 81-146).

Joseph Frank, Graves s'accordent à reconnaître que la syphilis est une cause débilitante qui, chez les individus prédisposés, favorise, accélère, aggrave le développement de la phtisie pulmonaire.

« On suppose, dit Hunter, que la maladie vénérienne peut se trouver combinée avec d'autres maladies. Cette hypothèse me paraît fondée sur une erreur. Je n'ai jamais vu aucun cas de cette nature, et ces faits me semblent incompatibles avec les lois qui président à la manifestation des actions morbides dans l'économie animale. Il est hors de doute, pour moi, que deux actions ne peuvent avoir lieu simultanément dans la même constitution ou dans la même partie » (HUNTER. *Traité de la maladie vénérienne*. — Trad. Richelot, p. 8, 1859).

Ricord accompagne cette opinion de Hunter de la note suivante : « Hunter ne croit pas à la possibilité de l'existence simultanée de deux actions morbides différentes dans les mêmes parties. La doctrine de Hunter, prise à la lettre, constituerait une erreur fort grave. Non seulement la pratique montre tous les jours des individus ayant eu... les scrofules avec les mêmes accidents syphilitiques, cas dans lesquels il y a... complication de deux affections concomitantes qui s'aggravent isolément ou à la fois ».

Astruc, in *De Morbis Venereis*, libri novem, II, Paris, 1740, dit, à propos des conséquences de la syphilis : « Les fonctions vitales qui s'exercent par des organes contenus dans la poitrine, peuvent être altérées dans la vérole par diverses causes ; et d'abord par des tubercules ou par des tumeurs gommeuses dans la substance des

poumons, soit qu'elles suppurent, soit qu elles soient
encore vertes. De ces phénomènes résulteront, outre
l'asthme, la toux, l'hémoptysie, la vomique, si des tumeurs
gommeuses ou de gros tubercules viennent à suppurer
dans les poumons ».

Aux yeux de la plupart de ces auteurs, il s'agissait de
lésions syphilitiques évoluant dans les poumons, bien
qu'il n'y eût rien d'impossible à ce qu'ils considérassent
comme syphilitiques des lésions tuberculeuses. D'autres,
il est vrai, ne voyaient là qu'une phtisie ordinaire développée sous l'action d'un traitement débilitant.

Avec Portal, la question est nettement posée : « La
maladie vénérienne, dit-il, est d'abord locale. Il est des
sujets qui en sont très longtemps affectés, sans que leur
poitrine s'en ressente ; mais il y en a d'autres chez lesquels
le virus vénérien affecte bientôt la poitrine ; et il paraît
que c'est chez ceux qui ont quelque prédisposition à la
phthisie, comme Fernel et d'autres médecins célèbres
l'ont déjà prouvé. Ces malades toussent, maigrissent, et
éprouvent successivement les divers symptômes de la
phthisie confirmée dont ils meurent (*Observations sur
la nature et le traitement de la phthisie*, Paris, 1792).

Enfin, après Bayle (*Recherches sur la phthisie pulmonaire*. Paris, 1810, in-8°) et Laënnec, la question se
place sur un terrain plus solide. Déjà, dans sa « *Disser-
tation sur la phthisie pulmonaire syphilitique, et la
phthisie considérée comme complication de la syphilis* »
(Thèse de Paris, 1810, n° 48), Lemonnier disait : « Je
traiterai : 1° De la phthisie pulmonaire syphilitique, qui
ne reconnaît d'autres causes que la vérole, et n'exige

d'autre traitement que celui qui convient à cette dernière maladie ; 2° De la phthisie pulmonaire qui paraît dépendre du traitement anti-vénérien ; 3° Des symptômes précurseurs, ou de la phthisie même, qui existent très souvent avant la syphilis, et sont quelquefois la seule cause de la perte des malades ; 4° De la phthisie pulmonaire qui survient pendant le traitement anti-syphilitique, et qui est produite par toute autre cause que la vérole ou son traitement ».

On lit dans le traité de Laënnec : « A Douarnenez il meurt par an 3 phthisiques sur 140 personnes, et pourtant il y a dans cette population de nombreux marins, attaqués déjà depuis plusieurs années de syphilis constitutionnelle palliée à plusieurs reprises par des traitements incomplets, circonstance que tous les praticiens regardent comme propre à développer la phthisie, et, quoique ce fait ne soit pas encore démontré par des expériences positives, il est au moins probable que les excès, les affections syphilitiques dégénérées, l'abus de préparations mercurielles débilitantes et surtout du sublimé, sont quelquefois la cause occasionnelle du développement des tubercules, mais cela ne prouve pas que ces causes suffiraient pour produire la phthisie chez des sujets qui n'y seraient pas naturellement prédisposés ».

Malgré le jugement de l'illustre auteur du « Traité de l'auscultation », les pneumopathies syphilitiques devaient survivre. Une ère nouvelle et vraiment scientifiques allait s'ouvrir pour la syphilis pulmonaire. A la tête de l'école française, Ricord, en 1844, dans ses leçons de l'hôpital du Midi, et Depaul, en 1851, la présentaient sous un jour

nouveau ; par des recherches anatomiques très minu-
tieuses, ils la rendaient digne de prendre place d'une
façon durable dans les cadres nosologiques. Dès cette
époque, la syphilis pulmonaire attira l'attention des
observateurs, et on délaissa quelque peu l'étude de la
phtisie tuberculeuse chez les syphilitiques. Toutefois, il
nous reste à passer encore en revue un certain nombre
de travaux qui se sont fait jour sur la question qui nous
occupe.

C'est ainsi qu'en 1837 Cullerier, à propos d'un rapport
fait par Honoré à l'Académie de médecine, sur un travail de M. Sue, de Marseille, intitulé : « Mémoire sur le
traitement de la phthisie pulmonaire », dit que la syphilis
active fréquemment la marche des tubercules quand ils
préexistent.

En 1851, M. Lagneau fils soutint à la Faculté de Paris
sa thèse sur *les maladies pulmonaires causées ou influencées par la syphilis*. Nous y relevons, à la page 89, les
lignes suivantes : « Les cas où la syphilis a agi comme
cause aggravante de tubercules préexistants, ayant déjà
manifesté leur présence par divers symptômes alarmants,
doivent être plus rares que les précédents ; car, bien
que dans quelques cas d'entre eux la vérole puisse avoir
été contractée avant l'inflammation des tubercules
pulmonaires, et ne s'être portée sur la poitrine qu'après
cette inflammation, il est cependant assez raisonnable de
penser que, dans la plupart des autres, les sujets une
fois atteints des symptômes d'une maladie aussi terrible
n'ont ordinairement guère de propension à s'exposer à la
contagion. — On sait que M. Louis, à l'article « Phthisie »

du *Dictionnaire de médecine*, t. XXIV, p. 349, remarque que dans cette maladie il n'a point trouvé cette exaltation des fonctions génitales qui a été si généralement admise ; les organes génitaux participent à la faiblesse générale. Comme exemple de cas reconnaissant la syphilis comme cause aggravante, on peut citer l'observation 10 « Les cas de simple coïncidence de la syphilis et de la tuberculisation pulmonaire sans action de la première sur la seconde, doivent être fort rares, car, ainsi que le pensent Schrœder (Théod), Baumes, et beaucoup d'autres auteurs, quand un individu a la poitrine faible, la vérole qu'il contracte tend à porter son action sur les poumons, pour y déterminer l'évolution des lésions organiques, ou pour en rendre le développement plus rapide ».

En 1864, M. de Naux (concours de la Société de médecine de Gand) soutient que « la syphilis a une certaine influence sur le développement de la phthisie pulmonaire, soit qu'elle agisse comme cause excitatrice, de tubercules préexistants, soit qu'elle détermine l'évolution même de tubercules dans le poumon ».

Lancereaux (*Traité de la syphilis*) écrit : « Quant à moi, j'ai observé seulement trois cas où la syphilis m'a paru avoir joué le rôle de cause provocatrice par rapport au développement des tubercules pulmonaires ».

« ..... L'existence simultanée de la syphilis et de la tuberculose est donc chose assez rare, et l'on peut croire qu'il y a entre le tubercule et le produit syphilitique un antagonisme analogue à celui qui existe entre le tubercule et le cancer. Or, la loi générale de l'organisme en vertu de laquelle le développement d'une lésion pathologique arrêterait ou retarderait l'évolution de tout processus d'une origine différente étant vraie, c'est uniquement par la débilitation qu'elle apporte au sein de l'économie, que la syphilis est susceptible de donner le coup de fouet à la phthisie pulmonaire » (P. 586).

M. Pidoux s'exprime ainsi au sujet du rapport de la tuberculose et de la syphilis : « Serait-il vrai que l'abâtardissement et l'usure de la syphilis soient une cause plus ou moins éloignée de la phthisie ? Cela n'est pas douteux, et absolument de la même manière qu'elle est une cause de rachitisme, de scrofulisme déjà plus ou moins altéré, d'herpétisme, etc. Les autres maladies vénériennes, la blennorrhagie, par exemple, sont dans ce cas ; elles sont fécondes en bien des maladies chroniques intermédiaires, strumes et dartres qui conduisent aux maladies actives et en particulier à la phthisie. Je ne parle pas en ce moment de la tuberculose syphilitique proprement dite, ni de ces tumeurs qu'on appelle des gommes, dont la structure est si analogue à celle des granulations tuberculeuses. Ces productions tuberculeuses sont proprement et spécifiquement syphilitiques ; elles font partie des symptômes tertiaires de cette maladie, et ne doivent pas être confondues avec la tuberculose non spécifique ou commune, qui constitue la phthisie. Lorsque celle-ci se développe comme conséquence de la syphilis, c'est d'une manière si éloignée et si indirecte, qu'elle n'a plus rien de commun avec elle. Mais ce qui est certain, c'est que la syphilis est une source incontestable de la dégénération de l'espèce, et une source non moins incontestable de phthisie. »

« La syphilis, dit Bazin, peut aider au développement
de la tuberculisation pulmonaire chez les individus prédisposés ; mais elle est incapable de produire par elle-
même autre chose que des tubercules syphilitiques. »

Pour M. le professeur Fournier (*Gaz. hebd.*, 1875,
p. 758) : « La syphilis peut agir sur le poumon de deux
façons bien distinctes : 1° elle peut agir sur lui directe-
ment, par influence spécifique, en déterminant des lésions
propres, des lésions que nulle cause ne saurait produire ;
2° elle peut agir indirectement, par l'intermédiaire des
troubles nutritifs qu'elle provoque dans l'organisme, en
déterminant alors des lésions communes, à savoir des
lésions tuberculeuses. En d'autres termes, la syphilis
sert parfois d'origine à la phthisie vulgaire. — Si j'avais à
donner la démonstration de ce dernier fait, je pourrais
citer ici nombre d'observations probantes, dans lesquelles
la phthisie s'est développée chez des sujets syphilitiques,
sous l'influence évidente de la vérole. Mais je n'ai pas
pour l'instant à revenir sur ce point que j'ai établi
ailleurs ; je me borne à l'énoncer. »

M. Mauriac n'admet pas que les deux pneumopathies
syphilitique et tuberculeuse soient l'une pour l'autre une
puissante cause de prédisposition, et il s'appuie sur les
conditions suivantes :

« Voyez, dit-il, combien peu de patients sur le nombre
infini des syphilitiques deviennent tuberculeux sans un
facteur étiologique autre que la syphilis ! Combien peu,
parmi la quantité considérable des phtisiques atteints de
syphilis, voient leurs poumons envahis par la syphilis ! »
Mais, ajoute-il plus loin : « Si la syphilis n'engendre point

la tuberculose pulmonaire, il est naturel d'admettre que, chez les individus prédisposés, elle hâte l'apparition de cette maladie, en débilitant tout l'organisme, et en diminuant la résistance qu'il avait opposée jusque-là aux attaques du bacille tuberculeux. Son action nuisible en pareil cas n'a rien de particulier » (*Gaz. des hôpit.*, 1888, p. 415).

En 1884, M. Stieffel soutint devant la Faculté de Nancy sa thèse, inspirée par M. le professeur Spillmann, et intitulée : *De l'influence de la syphilis sur l'éclosion et sur l'évolution de la tuberculose.*

Nous passerons en revue dans le cours de notre étude un certain nombre de travaux que nous n'avons pu citer dans cet historique, et qui trouveront alors mieux leur place.

CHAPITRE II

**Evolution clinique de la tuberculose pulmonaire au cours
de la syphilis.**

L'association de la tuberculose pulmonaire avec la
syphilis peut se faire de deux façons différentes, suivant
que l'une ou l'autre des deux affections préexiste. C'est
ainsi que : 1° la syphilis survient chez un tuberculeux
avéré, ou que : 2° la tuberculose apparaît chez un
syphilitique.

Quand la tuberculose pulmonaire évolue sur un
terrain syphilitique, deux circonstances peuvent exister.
La syphilis peut être encore en pleine période de virulence, ou bien au contraire être déjà assez éloignée de
son époque d'apparition, et alors n'exister qu'à l'état
latent, ou ne se manifester que par des accidents tertiaires.

Nous étudierons successivement chacune de ces
modalités cliniques.

1° Syphilis survenant chez des tuberculeux avérés

OBSERVATION 1 (personnelle).

X.... 49 ans, frotteur, se présente le 15 janvier 1895 à la consultation
externe de l'hôpital Laënnec ; se plaint de tousser le jour et surtout la
nuit, de sentir ses forces diminuer.

A l'inspection du thorax, on constate des deux côtés une dépression sous-claviculaire. A la percussion, submatité sous la clavicule gauche, matité à droite. A l'auscultation, respiration rude, et quelques légers craquements à gauche : souffle cavitaire et gargouillement au sommet droit. Jamais d'hémoptysies; le malade se plaint de sueurs nocturnes.

Sa femme est morte, il y a deux ans, de tuberculose pulmonaire, laissant deux enfants qui sont actuellement bien portants. A cette époque, il commença à tousser, mais son état général resta bon.

Il y a cinq mois, il contracta un chancre induré, suivi de roséole et de plaques muqueuses. Sur le front, il existe encore des syphilides ulcéreuses. Le malade prit alors des pilules, mais il toussa davantage, vit augmenter l'expectoration; bref, l'état général aussi devint mauvais.

Traitement : pilules de créosote, potion calmante. Teinture d'iode.

Le 29 janvier, le malade revient à la consultation : les signes physiques pulmonaires sont les mêmes, mais les sueurs ont disparu ; il n'y a pas de diarrhée, l'appétit est bon. Le malade se sent mieux.

OBSERVATION 2, résumée (STIEFFEL).

Malade se tuberculisant depuis quelques mois.

Contracte un chancre syphilitique (1881).

Sous l'influence d'un traitement spécifique, les accidents syphilitiques s'amendent. L'état général redevient bon, mais pour un moment seulement.

Quelques mois après, les deux sommets étaient pris, et le malade succomba en septembre 1882.

OBSERVATION 3, résumée (STIEFFEL).

J. R..., 24 ans.

Malade toussant depuis quatre ans.

Chancre syphilitique contracté il y a environ un an.

L'affection pulmonaire s'est aggravée depuis six mois.

La malade n'a pas suivi jusqu'alors de traitement antisyphilitique.

Elle estmise au traitement mixte du protoiodure et de l'iodure qui l'affaiblit davantage, et qu'on dut suspendre bientôt.

La malade mourut peu de temps après son entrée à l'hôpital.

Dans les observations 3 et 4 de la thèse de Stieffel la syphilis ne semble pas avoir eu une action quelconque sur l'évolution de la tuberculose.

D'une façon générale, comme il est facile de s'en rendre compte d'après les trois observations que nous avons rapportées ci-dessus, et selon l'avis des cliniciens les plus autorisés, le professeur L. Landouzy, le professeur Potain, la syphilis aggrave le pronostic de la tuberculose et en active la marche.

2° **Tuberculose survenant chez des syphilitiques.**

A. — Période secondaire de la syphilis

Dans les observations qui vont suivre, nous allons rapporter des faits dans lesquels la tuberculose est survenue chez des individus en pleine période secondaire, alors qu'ils présentaient des accidents cutanés ou muqueux, ou qu'ils ne se trouvaient que quelques mois ou à peine quelques années après le début de l'infection.

Observation 4. — *Syphilis secondaire. Tuberculose pulmonaire à évolution rapide.* (Recueillie et communiquée par notre collègue et ami, Léon Brodier, interne des hôpitaux).

Augustine P..., 22 ans, blanchisseuse, née à Paris, entre le 7 novembre 1894 à la Charité, salle Piorry, n° 20, dans le service de M. le professeur Potain.

Parents bien portants. Pas de maladie antérieure. Elle a contracté la syphilis au mois d'octobre 1893, et fut traitée à cette époque à l'hôpital Broca pour des plaques muqueuses vulvaires et buccales. Depuis lors, elle n'a pas cessé de se soigner par des pilules mercurielles. Au mois de mai 1894, elle fut prise brusquement de frissons et d'une douleur thoracique droite avec expectoration muco-purulente. Elle entre à Tenon, dans le service de M. Hirtz. L'examen bactériologique des crachats n'ayant pas révélé de bacilles tuberculeux, on porta le diagnostic de syphilis pulmonaire, et la malade fut soumise à un traitement intensif par l'iodure de potassium et des frictions mercurielles. Les symptômes se sont néanmoins aggravés, la voix s'est enrouée, l'amaigrissement s'est prononcé. Pas d'hémoptysie.

Il y a un mois, des bacilles furent trouvés dans les crachats, et le traitement antisyphilitique fut suspendu.

A son entrée : malade pâle, amaigrie, presque aphone. Toux fréquente. Expectoration muqueuse et purulente abondante. Appétit assez bon. Pas de diarrhée.

En avant, submatité dans toute l'étendue du côté droit, râles sibilants disséminés ; souffle intense et nombreux gargouillements dans la même région. En arrière, matité très prononcée dans la fosse sous-épineuse droite ; moins accusée à la partie moyenne de cette fosse, elle redevient très prononcée dans sa partie inférieure. Depuis le sommet du poumon droit jusqu'à l'angle inférieur de l'omoplate, gros gargouillements ; souffle caverneux amphorique dont le maximum est à la partie moyenne de la fosse sous-épineuse. A gauche, sonorité faible, respiration rude, expiration prolongée dans presque tout le côté. Les crachats renferment beaucoup de bacilles de Koch.

18 novembre. Douleur vive du côté droit du thorax. Expectoration muco-purulente abondante. Même matité que les jours précédents ; à la partie moyenne du poumon droit, là où la sonorité est moins diminuée, on observe le bruit d'airain, la pectoriloquie aphone, et un souffle cavitaire amphorique qui se prolonge à la partie antérieure du thorax. Au même niveau, on entend des râles très secs, superficiels, qui semblent se produire immédiatement sous l'oreille.

Le 19. Mêmes signes à la percussion. Même souffle amphorique, identique à lui-même dans toutes les parties mates ; il a son maximum à la partie postérieure de la région axillaire, et en ce point la matité est moins prononcée que partout ailleurs.

On entend, en même temps que le souffle, des râles sous-crépitants secs, très superficiels. Expectoration assez fluide, un peu gommeuse, avec des points plus opaques.

5 décembre. Même souffle amphorique intense ayant son maximum dans le creux axillaire. En ce point, râles, crépitements très secs, très fins et superficiels, inspiratoires et expiratoires, se modifiant sous l'influence de la toux. Expectoration séro-purulente, un peu visqueuse, abondante, inodore. Douleur vive dans la région axillaire. Oppression très marquée. Respiration, 40 par minute.

Le 16. Mêmes signes à droite. Submatité de tout le côté gauche, plus marquée à la base.

La malade s'affaiblit de plus en plus ; anasarque sans albumine dans l'urine.

Mort le 15 janvier.

A l'autopsie, on ne trouve aucune lésion syphilitique ancienne ou récente. Mais au sommet du poumon droit il existait une caverne tuberculeuse.

Observation 5 (personnelle).

X..., 27 ans, étameur, entre à l'hôpital Laënnec, salle Grisolle, lit n° 5, service de M. le professeur Landouzy, le 27 novembre 1894.

Père mort à l'âge de 54 ans, d'un coup de pied de cheval.

Mère morte à 47 ans, en couches.

Deux frères et trois sœurs bien portants.

Variole à 4 ans.

Fièvre intermittente en 1889, à Madagascar, pendant deux mois et demi. Dysenterie en 1890, au Tonkin, durée trois mois.

Dysenterie nouvelle en 1892, au Dahomey. Balle dans le bras droit.

Rentré en 1893 à l'hôpital militaire de Toulon, contracte en décembre 1893 un chancre induré suivi de roséole et de plaques muqueuses. Ictère en juillet 1894 : durée six semaines ; est envoyé à l'hôpital militaire de Vichy.

. Pleurésie gauche pendant son séjour à Vichy où il reste jusqu'au 14 octobre.

A travaillé pendant les six semaines qui se sont écoulées entre son arrivée à Paris et son entrée à l'hôpital, mais il était essoufflé et crachait abondamment. Il a maigri de 13 livres pendant cette période, et est allé consulter un médecin qui lui a prescrit du sirop de Tolu.

Résistance au doigt et submatité sous la clavicule gauche à la percussion. Respiration rude, et râles de bronchite nettement limités à cette région.

Sueurs nocturnes.

Pilules de protoiodure. Vin créosoté.

Quelques jours après son entrée, le malade avait maigri de 3 livres.

Le 17 décembre, l'état étant stationnaire, le malade part pour Vincennes.

Le 29 janvier 1895, le malade se présente à la consultation, à bout de forces, toussant et crachant davantage, mais ne reste pas à l'hôpital.

OBSERVATION 6 (personnelle). — *Syphilis secondaire. Tuberculose pulmonaire à évolution rapide.* — (La première partie de cette observation a été publiée par M. POTAIN. *Union médicale*, janvier, 1894).

Le père du malade est mort tuberculeux, et une sœur a aussi succombé à la phtisie pulmonaire ; il a un frère âgé de 25 ans, bien portant.

Lui-même, âgé de 29 ans, n'est ni rhumatisant, ni paludéen ; il ne s'enrhumait pas facilement, et a conservé sa santé bonne jusqu'en septembre 1892, moment où il a attrapé un chancre suivi d'éruptions diverses. Bientôt, il s'est mis à tousser, l'expectoration s'est montrée et a, peu à peu, augmenté, mais il ne s'est pas produit d'hémoptysies. De petits mouvements fébriles ont apparu il y a quatre mois, en même temps que l'amaigrissement faisait de rapides progrès.

Lorsqu'en effet, on examine le malade, on est frappé de sa maigreur squelettique. Il n'a pas de fièvre, la température du soir ne dépasse pas 36°,8 ; le pouls est assez rapide. 104 pulsations en moyenne.

A l'examen de la poitrine on constate que la matité est très accentuée à droite, dans les fosses sus et sous-épineuses elle est absolue, *tanquam percussi femoris*. De cette matité absolue, on passe sans transition au son clair habituel du poumon sain. Comme les vibrations sont plus marquées dans la fosse sous-épineuse mate que dans le point correspondant du côté opposé, cela permet d'éliminer l'idée d'épanchement.

A l'auscultation, on entend un bruit de souffle de médiocre intensité un peu grave.

En avant, on perçoit facilement quelques petits craquements humides au-dessus de la clavicule. Dans toute la région antérieure droite, le murmure vésiculaire est sous l'oreille, ce qui prouve qu'une certaine épaisseur du poumon sain persiste à ce niveau.

Le malade n'a que peu d'appétit et pas de diarrhée ; son foie est gros, mais c'est surtout la rate qui est augmentée de volume, et son grand diamètre atteint 21 centim.

Ce malade présente réunis la plupart des signes de phtisie. Le sommet de son poumon droit est transformé en une masse dense, tandis que le reste de l'organe est sain. Du reste, à l'examen microscopique des crachats, qui offrent l'aspect de ceux des tuberculeux, en trouve de nombreux bacilles.

Dans ce cas, on a donné le mercure en frictions, afin de ménager les voies digestives et de pouvoir administrer l'iodure à doses assez fortes et assez longtemps.

Sorti de l'hôpital de la Charité le 27 décembre 1893.

Entré à l'hôpital Laënnec le 2 janvier 1894, salle Larochefoucauld, lit n° 27, service de M. Chauffard.

Le malade, à son entrée, présente une apparence cachectique, il est amaigri, et à l'auscultation des poumons on trouve les signes dénommés plus haut.

L'expectoration est nummulaire, purulente, et les crachats renferment des bacilles.

Le malade n'est pas soumis au traitement antisyphilitique. La cachexie progresse, la fièvre persiste chaque soir, les sueurs deviennent profuses, et le malade meurt le 2 février.

L'AUTOPSIE montre dans le poumon droit une excavation entourée de granulations tuberculeuses. — On trouve des granulations dans le sommet gauche.

OBSERVATION 7. — (GUIDONE. *Riforma medica*, 1893, obs. VII.)

J'ai observé le 28 octobre, X..., âgé de 30 ans, célibataire, commerçant, atteint de fièvre qui montait tous les soirs à 39°,6 et quelquefois à 40°. Le malade avait des sueurs profuses, exténué de toux intenses, fatigantes à la suite desquelles il rendait une grande quantité de muco-pus, et des crachats nummulaires et déchiquetés. Il était pâle, anémié, ressemblant à un squelette, avec rougeur de la pommette, et de temps en temps il avait des accès d'asthme. Il disait toujours qu'il avait besoin d'air, parlait d'une voix faible et avait les yeux excavés et à demi-voilés.

Examen physique du thorax. — A gauche l'examen plessimétrique et stéthoscopique révélait de l'obscurité dans la fosse sous-claviculaire, sous et sus-épineuse et un gargouillement caverneux et rauque ; à droite, des râles dans toute la périphérie du poumon.

Tumeur splénique. Diarrhée. De petites glandes multiples, amygda-liennes, aux régions inguinales et axillaires ; des ganglions épitro-chléens des deux côtés. Il s'était toujours bien porté jusqu'à l'âge de 25 ans, où il contracta une sclérose syphilitique initiale. Peu soucieux de sa santé, il ne fit aucun traitement spécifique et ne prit que quelques pilules de proto-iodure jaune de mercure.

Il y a 6 mois il fut atteint de la maladie actuelle qui eut une évolution rapide. Dans l'expectoration examinée au microscope on trouva beaucoup de fibres élastiques et d'innombrables bacilles de Koch.

Le diagnostic fut : syphilis constitutionnelle ; infiltration tuberculeuse dans les deux poumons, particulièrement à gauche.

OBSERVATION 8. — *Phtisie galopante. Syphilis et alcoolisme.* — (GALLIARD. *France médicale*, 22 février 1887, p. 271.)

Mme X..., 32 ans, m'est amenée par son mari, le 29 novembre 1886. Je suis frappé immédiatement de l'aspect de cette personne, de son anxiété respiratoire. Elle se plaint en effet de toux, de dyspnée, d'agitation nocturne, d'inappétence, de soif vive. Elle a la peau chaude et je compte 116 pulsations. La langue est chargée d'un enduit épais, la bouche sèche. Il y a des râles dans toute la poitrine avec prédominance au sommet droit, et un peu d'expiration prolongée sous la clavicule droite. L'expectoration est simple, mais purulente, me dit-on, jamais sanguinolente.

Je songe dès l'abord à une tuberculose à marche rapide; j'engage la malade à rentrer chez elle et à se mettre au lit sans tarder; je prescris une potion au bromure et à l'opium et un vésicatoire au-devant de la poitrine.

On m'appelle auprès de la malade, le 3 décembre. Elle se dit fort soulagée par mon traitement; l'agitation est peut-être moindre, mais tous les autres phénomènes graves persistent. Traitement ut supra; cognac.

Le 6, signes de ramollissement du sommet droit, craquements humides, indubitables au-dessous de la clavicule, s'exaspérant par la toux.

Dans la fosse sus épineuse droite, souffle, râles très humides, face animée, colorée, trémulation des lèvres et de la langue, bouche sèche. P. 120, T. 39°,5 à cinq heures du soir. Expectoration purulente, le diagnostic me paraît indubitable malgré l'absence d'examen histologique des crachats. Connaissant les antécédents de la malade, je songe à la possibilité d'une pneumopathie syphilitique, mais à la rapidité de l'évolution, la soudaineté des accidents graves survenus sans préparation, sans prodromes, m'enlèvent toute hésitation : il s'agit là d'une phtisie galopante, le pronostic est fatal à bref délai. Cependant, j'essaie le sulfate de quinine et je prescris un second vésicatoire.

Le 8. Délire nocturne et menace d'une accentuation des lésions du sommet droit; de plus, il y a des râles nombreux à la base gauche.

Le 15. Pointes de feu. Le sulfate de quinine n'a produit aucun effet, il est suspendu. Deux cuillerées de vin créosoté.

Le 18. On est frappé de la maigreur et de l'affaiblissement de patiente. Signes d'excavation au sommet droit. A la base gauche et dans l'aisselle, râles et souffle. Sous la clavicule gauche, quelques bouffées de râles. Œdème des membres inférieurs avec endolorissement très marqué. P. 116. Langue sèche. Délire, hallucinations de la vue et de l'ouïe. Constipation. Toux pénible avec expectoration rare.

Le 23. La cachexie progresse. La caverne du sommet droit augmente; à la base gauche on constate aussi des signes d'excavations.

Le 27 L'affaiblissement est tel qu'on ne peut plus faire asseoir la patiente pour l'ausculter. Le délire est continu. Cris, paroles incohérentes, hallucinations.

Le 31. Tous les phénomènes s'aggravent; évacuations involontaires. La malade meurt le 6 janvier.

La phtisie a évolué sous mes yeux en quarante jours, si l'on compte une dizaine de jours de prodromes, la durée totale n'a pas dépassé cinquante jours. Quelle est la cause de cette phtisie galopante ?

D'abord, pas d'antécédents héréditaires; père mort d'affection cérébrale, mère vivante et saine. Pas de tuberculose chez les collatéraux.

Ensuite, pas de contagion ; le mari est bien portant ; dans la boutique où travaillait ma cliente, il n'y avait pas d'ouvrier malade.

C'est dans l'histoire personnelle de Mme X..., qu'il faut chercher les causes de son mal.

Elle était petite, atteinte de scoliose légère; elle avait une pneumonie à 17 ans, mais ne portait pas de trace de lésion scrofuleuse. A l'âge de 27 ans, elle avait épousé un garçon robuste, bien portant en apparence. C'était en juillet 1882. A la fin de l'année elle faisait une première fausse couche à trois mois ; troisième accident à deux mois et demi en septembre 1884.

Or, à la fin de 1884, elle me consultait pour une céphalée qui l'inquiétait fort et je découvris chez elle des syphilides papulo-squameuses, des ulcérations de la gorge : la syphilis était certaine. J'interrogeai alors le mari, et j'appris qu'il avait eu la syphilis au régiment; depuis huit ans, il se considérait comme guéri par le traitement du début, il avait même reçu d'un médecin l'autorisation de se marier. Du reste la syphilis de la femme parut bénigne. Le proto-iodure d'hydrargyre conjura les premiers accidents, et, malgré l'extrême négligence de la malade, elle souffrit peu de sa vérole. Cependant, le 30 août 1886, elle faisait la quatrième fausse couche, à 3 mois. Hémorrhagie assez abondante nécessitant un repos de dix jours.

Voilà donc un premier facteur étiologique : la syphilis avec quatre avortements en quatre années. Il faut ajouter que la malade mangeait peu, se livrait depuis son mariage à de nombreux excès alcooliques, qu'elle buvait beaucoup de cognac ; de là une agitation incessante, un nervosisme symptomatique très inquiétant pour son entourage.

OBSERVATION 9. — *Syphilis secondaire. Granulie. Mort.* (Communiquée par notre collègue et ami M. LABBÉ, interne des hôpitaux.)

X .., 20 ans, couturière, entre le 29 mars 1894 à l'hôpital Broca, salle Van Swieten, lit nº 25, pour des accidents de syphilis secondaire, ayant débuté il y a quinze jours, et pour la gale.

Depuis quelques semaines, elle tousse, souffre d'un point de côté. Elle a maigri, est très courbaturée, très abattue, possède des antécédents héréditaires suspects ; pas de traces de tuberculose infantile.

A l'auscultation, on trouve des signes de congestion pulmonaire avec maximum du côté gauche. Râles sous-crépitants fins, diminution de la respiration, matité de la base.

Après quelques jours (25 avril) les signes de congestion pulmonaire ont disparu. Il persiste seulement de la respiration rude au sommet gauche et un point de côté gauche.

3 mai. La malade se plaint de nouveau d'un point de côté violent à gauche et de toux.

Le 5. Point de côté persiste. Souffle dans la fosse sus-épineuse gauche ; quelques craquements secs dans le reste du poumon gauche ; le murmure vésiculaire va en diminuant vers la base où il ne s'entend plus du tout. — Au tiers moyen, quelques frottements, au tiers inférieur, léger souffle lointain voilé, le long du rachis pectoriloquie aphone ; pas d'égophonie ; abolition des vibrations au tiers inférieur, matité absolue dans ce tiers inférieur ; submatité dans le tiers moyen. Du côté opposé on n'entend que quelques râles sibilants.

Température : 40° le soir.

Ponction au niveau de l'angle inférieur de l'omoplate, donne un liquide citrin, clair, sans flocons. Ce liquide est inoculé au péritoine de deux cobayes qui moururent huit jours après, l'un d'eux avec des signes de péritonite tuberculeuse.

Le 8. Mêmes signes physiques. La pectoriloquie aphone a disparu. La malade est de plus en plus abattue ; elle a de temps en temps des épistaxis assez abondantes.

Température : 38° le matin, 40° le soir.

Le 11. L'épanchement a diminué.

Température : 38° le matin, 39° le soir.

Le 13. La matité diminue, la respiration s'entend presque jusqu'en bas. L'état général s'aggrave. Toux pénible. Vomissements bilieux.

Le 14. Au milieu de la journée la malade est prise d'un accès de toux pénible suivi de vomissements bilieux et d'une hémoptysie assez abondante.

Le 15. La malade refuse toute alimentation, même le lait. La pres-sion détermine une sensibilité très vive au niveau de l'épigastre, de l'abdomen, des flancs.

Le 16. Les vomissements bilieux et les épistaxis persistent.

Le 17. La malade est de plus en plus abattue et amaigrie. Photopho-bie. Peau sèche. Langue et lèvres couvertes de viscosités. Ventre en bateau, très sensible à la pression ainsi que les membres inférieurs. Constipation persistante. Quintes de toux sèche suivies de vomisse-ments.

Le 18. L'état général s'aggrave. Délire pendant la journée.

Le 21. Délire. Pupilles très dilatées. Injection de la moitié infé-rieure des deux conjonctives. Photophobie. Hyperesthésie abdominale. Epistaxis. Refus absolu de rien prendre.

Le 22. Mort.

Autopsie. — *Cavité crânienne.* — Granulations tuberculeuses au niveau de la scissure interhémisphérique, sur la pie-mère adhérente en ce point ; granulations au niveau de la base le long des artères cérébrales et vertébrales. Ventricules remplis de liquide. Corps pitui-taire contient un noyau gris blanc un peu dur.

Thorax. — *Plèvres.* — Pas de liquide, pas de fausses membranes. Granulations grises disséminées très nombreuses, confluentes aux sommets, surtout à gauche où il y a des adhérences.

Poumons. — Gauche recouvert de granulations confluentes, noyaux de broncho-pneumonie dans l'intérieur avec masse caséeuse dure et

caverne de la grosseur d'une petite noix pleine de pus, au sommet.
Dans le reste, granulations disséminées. Droit : granulations disséminées, congestion à la base.

Péricarde. — Quelques granulations.

Abdomen. — *Péritoine* criblé de granulations grises confluentes au
niveau du diaphragme.

Foie. — Granulations à la surface ; un peu gras.

Rate. — Volumineuse, infiltrée de granulations.

Reins. — Pas de granulations ; la substance corticale a augmenté
aux dépens de la substance médullaire.

L'examen histologique a confirmé les données de l'anatomie macroscopique.

Aux cinq observations précédentes et qui montrent
l'évolution rapide de la tuberculose pulmonaire chez des
individus en puissance de syphilis récente, il convient
d'ajouter deux autres observations appartenant l'une à
Hirschfeld et l'autre au professeur Spillmann.

OBSERVATION 10 (résumée). — (HIRSCHFELD. *Deutsch. Archiv. f. klin
Med.*, 1874.)

P. J .., 29 ans. Sans antécédents tuberculeux.
Tuberculose développée quelques mois après le début de la syphilis.
Deux sommets atteints.
Tuberculose intestinale.
Marche rapide de l'affection pulmonaire.
Mort un an après le début.

OBSERVATION 11 (résumée). — (SPILLMANN. Obs. 41. Thèse de
STIEFFEL.)

X..., 21 an, fils d'un vieillard.
Une de ses sœurs a succombé à la tuberculose

Chancre syphilitique contracté en mai 1882. Est traité, mais suit une hygiène détestable.

Il tousse dès le mois de juillet 1882

Induration des deux sommets.

Ulcération tuberculeuse du larynx.

Mort en août 1883.

Dans les observations que nous venons de rapporter, la tuberculose pulmonaire a suivi une marche rapide et l'évolution de la maladie s'est faite en quelques mois. Dans un cas même, la tuberculose a revêtu la forme granulique, emportant la malade en quelques semaines.

Si l'on consulte les statistiques, il semble que les cas graves de tuberculose pulmonaire appartiennent à la période où la syphilis a le plus grand degré d'activité et de virulence.

Stieffel, dans sa thèse, a divisé les cas de tuberculose en cas graves et cas légers.

Sur 40 cas graves, voici quelle est leur répartition par rapport à l'âge de la syphilis :

Cas où l'origine de la syphilis est inconnue..........	9 cas
Tuberculose survenant pendant la période secondaire ou au bout de quelques mois.....................	15 —
Tuberculose survenant de 2 à 4 ans après la syphilis..	10 —
Tuberculose survenant de 5 à 8 ans après la syphilis..	6 —
	40 cas

Nous pouvons donc répéter ce que M. L. Landouzy disait au congrès de la tuberculose en 1891 : « Mauvaise, très mauvaise association morbide que celle de la tuberculose et de la syphilis marchant de pair ! Dans cette association, la syphilis trouve le sujet sans résistance, et d'autre part n'offrant aucune part à la thérapeutique spécifique. Terrible association sous les coups de laquelle le malade tombe d'ordinaire dans la fièvre, dans le processus de ramollissement et l'éthisie : le tuberculeux pulmonaire doublé d'un syphilitique devient, comme je l'ai vu trop souvent, un phtisique rapide. La pire association morbide que je connaisse est l'union d'une tuberculose pulmonaire avec une syphilis commençante. »

La gravité de la tuberculose pulmonaire au cours de la syphilis permet donc de paraphraser le vieil adage de Niemeyer : « Le plus grand danger pour un syphilitique est de devenir tuberculeux. »

B. — Période tertiaire de la syphilis

Nous venons de voir que la pire association morbide est l'union d'une tuberculose pulmonaire avec une syphilis commençante. « Tout autres m'ont paru les choses, dit L. Landouzy, quand il s'est agi d'un ancien syphilitique, ayant quelque vingt années de syphilis, auquel venait s'attaquer la tuberculose. Les malades ressortissant à cette variété chronologique d'association morbide m'ont paru, dans une dizaine de cas au moins, faire une tuberculose toute particulière, laquelle tuberculose s'affirmait, au point de vue anatomo-pathologique, plutôt fibreuse, et au point de vue évolution, lente, torpide, apyrétique, non diffusante. C'est à propos de cette catégorie de malades anciens syphilisés, néo-tuberculeux, que j'ai l'habitude de dire familièrement qu'ils aboutissent au sclérolate de tuberculose. »

Nous rapportons ci-dessous quatre observations de tuberculose survenant chez des sujets atteints de syphilis anciennes dont la plus jeune était déjà âgée de douze ans. De ces quatre observations, trois sont inédites et la quatrième, extraite des *Bulletins de la Société anatomique* ne figure pas dans la thèse de Stieffel.

OBSERVATION 12. — *Syphilis ancienne. Syphilis et tuberculose laryngées et tuberculose pulmonaire.*

X..., 53 ans.

Il est venu à Paris à 18 ans. Jusqu'à l'âge de 23 ans, rien d'important. Peu après, un chancre induré dans le sillon balano-préputial. Deux mois après la roséole caractéristique, peu étendue sur le ventre et sur les avant-bras. Plaques muqueuses, pas de céphalée pendant la nuit.

Le vingt-neuvième jour il va chez un pharmacien qui lui donne de la poudre d'iodoforme et des pilules de Dupuytren. Au bout de vingt jours le chancre disparaît complètement et le malade prolonge le traitement à peu près un mois et demi.

Jusqu'à l'âge de 45 ans, il n'a rien eu ni comme accident ni comme maladie.

C'est en 1887, au printemps, qu'il redevint malade. La maladie commence par un malaise général, courbature accompagnée de maux de gorge, de maux de tête, une dysphagie accusée ; la respiration devient sifflante, difficile ; il se sent oppressé, ce qui l'oblige à entrer à l'hôpital. Il entre à l'hôpital Lariboisière, reste là huit jours, et sort parce qu'on voulait lui faire la trachéotomie. Il sort dans le même état, cherche à travailler, mais il souffre tellement qu'il se décide enfin à rentrer à Lariboisière trois mois après, et, le 4 mars 1888, on lui fait la trachéotomie.

Le diagnostic du chef de service était :

Syphilis laryngée et tuberculose.

Il reste à l'hôpital cinq mois, et, pendant ce temps-là comme traitement on lui donne des toniques : extrait de quinquina, sirop diacode, etc. Pas de traitement des accidents tertiaires. L'état général va de plus en plus mal. Il tousse et se sent très malade. Avant l'opération, il y a à peu près un an, il a eu trois fois des hémoptysies; après la trachéotomie, six ou sept fois il rend du sang par la canule; il dit que l'hémoptysie le soulageait beaucoup.

Au bout du cinquième mois, il sort, travaille et rentre de nouveau sept mois après ; cette dernière fois, son chef l'envoie à l'hôpital Saint-Louis. C'est là qu'on lui donne l'iodure de potassium d'une manière intermittente, c'est-à-dire quinze jours de traitement et quinze jours de repos. Ce traitement améliore son état général, et pendant les deux années environ qu'il reste à l'hôpital, il se sent très bien, il est soulagé de sorte qu'il commence à travailler à l'hôpital. Mais ce dernier travail le rend malade et de l'hôpital Saint-Louis, on l'envoie à l'hôpital Laënnec.

A Laënnec, on ne lui trouve pas grand'chose tout d'abord ; mais peu de temps après, il commence à présenter tous les signes de la tuberculose : des cavernes du sommet, des souffles cavitaires, des gargouillements, etc. En même temps on découvre dans ses crachats le bacille de Koch. Tous ces symptômes disparaissent par le traitement antisyphilitique. Depuis il est plus malade qu'autrefois ; à peine peut-il se lever.

État actuel. — Oppressé, essoufflé, pas d'appétit, insomnie et sueurs nocturnes. Amaigrissement très marqué.

Percussion. — Matité en arrière surtout, et à gauche en avant, le bruit du pot fêlé.

Auscultation. — Gargouillements en arrière et à gauche, des râles sur toute l'étendue; à droite, craquements.

Température élevée pendant quelques jours, mais le 10 janvier elle était redescendue à 37°.

Diagnostic. — Tuberculose, syphilis.

Le 21 janvier, le malade se pend.

AUTOPSIE. — Adhérences pleurales dans la moitié supérieure du poumon droit.

Nodules tuberculeux, surtout au sommet et disséminés dans toute la hauteur des deux poumons. Caverne du volume d'un pois à celui d'une noisette au sommet gauche.

Sténose laryngée sans ulcération.

OBSERVATION 13. — *Laryngite tuberculeuse et tuberculose pulmonaire chez une syphilitique,* (communiquée par notre collègue et ami RAMON, interne des hôpitaux.)

X..., 52 ans, marchande des quatre saisons, entrée à l'hôpital Laënnec, salle Legroux, lit n° 26, mois d'avril 1894. Sans antécédents héréditaires suspects, eut il y a près de vingt ans des rougeurs sur la peau qui persistèrent trois semaines environ; en même temps, maux de gorge, perte des cheveux et maux de tête. Le tout s'amende au bout de deux à trois mois. Non traitée. Un an après, gomme à la jambe droite et dont il reste actuellement une cicatrice. Deux fausses couches.

Bronchite répétée depuis huit ans; tousse d'une façon continue depuis deux ans. Enrouement depuis six mois. Amaigrissement peu notable (a toujours été maigre). Pas de sueurs ni d'hémoptysie. Continue à travailler jusqu'à son entrée.

Entre à l'hôpital pour des accès de dyspnée qui la prennent continuellement. Cette dyspnée est considérable, survenant à la suite d'un effort, quand elle parle, quelquefois sans cause apparente, caractérisée par un tirage sus et sous-sternal, inspiration sifflante, cyanose. Le tout se calme au bout d'une demi heure à trois quarts d'heure; mais il persiste dans l'intervalle une inspiration longue et sifflante. Aphonie (l'examen laryngoscopique réveillant des spasmes de la glotte n'a pu être pratiqué); à l'auscultation du poumon, quelques râles caverneux, au sommet droit en arrière; râles sous-crépitants au sommet gauche; à la base droite, râles d'abord pris pour des frottements pleuraux. Crachats abondants, puriformes, où l'on peut déceler quelques rares bacilles.

Traces de syphilis pigmentaire sur tout le corps; leucodermie cervicale.

La malade est mise au traitement spécifique (friction mercurielle et iodure de potassium); les accès de dyspnée s'espacent de plus en plus, si bien que la malade se décide à sortir de l'hôpital fin mai 1894.

La malade rentre dans le service de M. Landouzy, reprise des mêmes accès de dyspnée et meurt.

Autopsie. — *Poumons*. Nodule tuberculeux en voie de ramollissement au sommet gauche ; au sommet droit, petites cavernules de la grosseur d'une noisette à celle d'une noix. A la base droite, deux grosses cavernes.

Le *larynx* présente une hypertrophie scléreuse des cordes vocales, surtout à gauche. Pas d'ulcérations du tissu fibreux, et adénopathie comprimant les récurrents.

Corps thyroïde hypertrophié et scléreux.

Examen microscopique pratiqué et communiqué par notre collègue et ami Philippe. — Un morceau de poumon pris à la base dans la région parsemée d'une foule de petites cavernes, a été durci dans le liquide de Müller inclus au collodion. Les coupes, colorées au picro-carmin et à l'hématoxyline, montrent de gros nodules péribronchiques avec cellules géantes typiques et amas embryonnaires ; souvent le centre des nodules est caséifié en grande partie. Les alvéoles pulmonaires voisins sont remplis de blocs fibrineux ou d'amas embryonnaires paraissant provenir d'une pneumonie catarrhale desquamative ; on ne rencontre nulle part des formations fibreuses qui puissent faire songer à un processus syphilitique quelconque ; les artérioles ne présentent pas une endartérite bien marquée ; bref, il s'agit d'une broncho-pneumonie tuberculeuse, banale, à évolution caséeuse.

Observation 14. — *Cancer de l'estomac. Syphilis hépatique. Tubercules pulmonaires.* — (Dussaussoy. *Bull. Soc. anatom.*, 1876, p. 388.)

Antoine J..., 43 ans, comptable, entre le 28 avril 1876 à l'hôpital Lariboisière (service de M. Millard), salle Saint-Vincent, nº 22. L'histoire de J... est assez compliquée ; mais ce malade est très intelligent et donne avec précision tous les renseignements qu'on lui demande.

A l'âge de 18 ans (1851), il contracte un chancre infectant suivi bientôt d'éruptions sur le corps ; il suit un traitement approprié et reste guéri en apparence pendant sept ans. A 25 ans (1858), nouvelle éruption limitée aux bras et qui cède assez facilement à un traitement institué par M. Puche. En 1864, le malade est pris brusquement de maux de reins, de douleurs en ceinture et de paraplégie ; il ne peut plus se tenir debout, mais il remue encore ses jambes dans le lit. Il prend de l'iodure de potassium, et au bout de trois semaines, il peut recommencer à marcher. Depuis cette époque, il se fatigue plus facilement qu'auparavant. A la fin de 1864, pleurésie gauche.

En 1866, J... est pris d'étourdissements, sans perte de connaissance et sans paralysie ; il constate en même temps la présence dans le cuir chevelu d'un certain nombre de petites tumeurs indolentes qui finirent par s'ouvrir spontanément et donnèrent issue à une matière jaunâtre et filante. Ces tumeurs ont laissé dans le cuir chevelu des cicatrices multiples très nettes, et l'on constate facilement qu'une partie de la lame superficielle du pariétal droit s'est exfoliée. A ce niveau, on sent une dépression manifeste avec adhérence des téguments convertis en tissu cicatriciel.

A la fin de 1868, et à deux reprises différentes, le malade est pris d'étourdissements dans la rue et tombe, mais sans perdre connaissance et sans présenter de mouvements convulsifs. (Vésicatoire à la nuque et iodure de potassium.)

Le 15 février 1869, J... entre à l'hôpital Dubois et est soigné pendant deux mois et demi par M. Jaccoud pour des étourdissements et une céphalalgie persistante.

En 1871, malgré de grandes privations pendant la guerre, le malade avait repris complètement. Mais en février 1872, il entre dans le service de M. Siredey pour une faiblesse croissante sans phénomènes particuliers. Pendant deux mois et demi on lui fait prendre de l'iodure de potassium et il sort amélioré.

Le jour même de sa sortie, il crache le sang à pleine bouche pendant quarante-huit heures. J... avait déjà eu une hémoptysie en 1856, et s'enrhumait très facilement depuis sa pleurésie. La toux et la faiblesse allant croissant, il est obligé d'entrer en mai 1872 à la maison de santé (service de M. Besnier) avec de l'enflure des jambes et un purpura généralisé.

A partir de ce moment, l'état du malade s'est aggravé de plus en plus. J... a perdu ses forces, a maigri, la toux est devenue continuelle, l'oppression très grande. Des hémoptysies fréquentes se sont produites pendant tout l'été dernier. Enfin, trois semaines avant l'entrée à Lariboisière, le ventre a commencé à enfler.

Etat actuel. — Le malade est pâle, tellement faible, qu'il se tient difficilement sur ses jambes. L'amaigrissement considérable de la partie supérieure du corps forme un contraste frappant avec le développement du ventre et de l'œdème des membres inférieurs. Du côté de la poitrine, on trouve aux deux sommets en arrière de la matité et de la respiration soufflante ; au sommet gauche, seulement de gros râles, presque du gargouillemeut. Rien aux bases.

Le ventre est très développé ; il contient une grande quantité de liquide qui se déplace facilement. Le palper ne révèle l'existence d'aucune tumeur, d'aucune plaque, et l'abondance de l'ascite ne permet pas de se rendre compte du volume du foie. Depuis quelque temps les digestions sont pénibles ; mais le malade n'a jamais vomi, n'a pas de renvois acides, ni de douleurs épigastriques. Il est constipé et urine très peu. Œdème notable des membres inférieurs.

Au niveau du cartilage de la septième côte gauche, on trouve une tumeur, du volume d'une amande, mobile, un peu douloureuse, qui paraît située dans le tissu cellulaire sous-cutané. Iodure de potassium, 1 gramme.

2 mai. L'état général est plus mauvais, l'oppression augmente, le ventre est plus tendu, les digestions plus difficiles. Un peu de matité et d'obscurité de la respiration à la base gauche en arrière. Mêmes signes aux sommets.

Iodure de potassium, 1 gr. 50. Vin diurétique.

Le 5. Même état, plutôt plus grave. Oppression extrême. Urine toujours rare. On ponctionne l'abdomen, et on retire 7,200 gr. d'une sérosité qui laisse déposer des flocons fibrino-albumineux, sanguinolents. Cette paracentèse permet de constater les détails suivants. Le foie déborde les fausses côtes de trois à quatre travers de doigt. Il est dur, un peu inégal, douloureux à la pression. Immédiatement au-dessous du foie, sur la ligne médiane, un peu au-dessus de l'ombilic, on sent une autre tumeur, indépendante du foie, irrégulière, dure et très douloureuse.

Le 9. Le malade a été très soulagé par la ponction. Mais aujourd'hui le liquide est en grande partie reproduit, l'oppression est aussi marquée qu'avant ; le malade ne peut pas rester couché.

Le 11. On constate la formation, au niveau de l'angle postérieur de la onzième côte gauche, d'une petite tumeur analogue à celle que nous avons décrite au niveau de la septième. Les jours suivants, tous les symptômes s'aggravent de plus en plus, l'oppression est extrême, l'appétit disparaît complètement et le malade meurt le 14.

Autopsie, le 16 mai.

Quant aux *poumons*, voici ce qu'on trouve. Le *poumon droit* est sain. Le gauche présente au sommet une petite caverne en partie cicatrisée et contenant en un point un gros dépôt crétacé. Autour de la caverne, quelques tubercules non ramollis, quelques autres crétacés.

Observation 15. — (Communiquée par notre ami Collet, interne des hôpitaux.)

X..., 37 ans, cordonnier, entre salle Saint-Charles, Hôtel-Dieu, le 21 janvier 1895. Sans antécédents héréditaires suspects.

Bonne santé habituelle. En 1882, prend un chancre induré de la verge, sur le gland, près du frein du prépuce. S'est traité pour cet accident pendant six ans. Le chancre fut guéri au bout de six semaines.

Il ne paraît pas avoir eu d'accidents jusqu'en 1885. Pas de roséole, ni de plaques muqueuses. A ce moment, il a eu sur la partie antérieure du thorax, le dos et les membres supérieurs et inférieurs, une éruption constituée par des boutons qui bientôt se recouvrirent d'une croûte et qui suppurèrent. Cela dura jusqu'en 1887. Cette éruption se produisit bien qu'il prît d'une façon continue, depuis 1882, de l'iodure de potassium.

Il consulta en ville, et on lui ordonna des pilules de proto-iodure de mercure et des bains de sublimé. Malgré cela, l'éruption dura deux ans. Elle a laissé des traces profondes : cicatrices irrégulières, déprimées, blanchâtres, avec un peu de pigment à la périphérie.

Depuis 1887, jusqu'en 1894, il se porta bien. Il avait cessé son traitement à cette époque, mais tous les ans, dit-il, il lui revenait quelques boutons pour lesquels il reprenait de la salsepareille et de l'iodure pendant une quinzaine de jours.

Au mois de mars 1894, il commença à tousser et à maigrir. Pas d'hémoptysie. En avril, la toux persistant, il entre à l'hôpital Bichat où il reste 7 semaines. A ce moment, il commence à souffrir vers le tiers inférieur de la jambe droite, à la région externe où se forme un petit nodule. Au mois de mai, le nodule grossit, la peau rougit, s'ulcéra et la suppuration s'établit. Il ne reprit pas d'iodure depuis cette époque. La suppuration continua.

Le malade entre parce qu'il tousse et pour des troubles digestifs. Il est très amaigri, émacié, pâle et tousse beaucoup. Outre les cicatrices précédemment décrites, il présente à la jambe droite l'ulcération produite en mai 1894 et qui persiste. Elle est ovale, à grand axe vertical ; le fond est rouge pâle, purulent, non granuleux Les bords sont à pic, assez irréguliers. Elle donne lieu à un écoulement purulent assez abondant.

Lors de l'infection syphilitique en 1882, il eut des maux de tête, mais n'en a jamais eu depuis. Jamais de douleurs dans les membres.

La percussion des poumons, dans les fosses sus-épineuses, dénote de la matité et de la diminution d'élasticité. A l'auscultation, on entend, en arrière, aux deux sommets, principalement à gauche où les lésions sont plus étendues, des signes de ramollissement ; gros râles humides, presque du gargouillement ; quelques sibilances ; respiration soufflante. Retentissement exagéré de la voix. Crachats purulents, assez abondants. Le cœur est normal, le pouls régulier, un peu rapide, 84.

Depuis le début de son affection pulmonaire (avril 1894), l'appétit a disparu presque complètement. Cependant, il digère facilement et sans souffrances ce qu'il mange. Pas de dilatation d'estomac. Selles régulières, pas de diarrhée habituelle. Urine, densité 1020, sans sucre ni albumine.

Iodure de potassium, 4 gr.

28 janvier. Le malade a eu une légère hémoptysie ; quelques crachats sanglants, rutilants. Sous l'influence de pansements humides boriqués, la gomme de la jambe s'améliore beaucoup.

1er février. Le malade, qui avait été en s'affaiblissant de plus en plus, est mort ce matin à six heures, s'éteignant sans souffrance.

Autopsie le 2.. — A l'ouverture du thorax, les deux poumons sont adhérents à la plèvre costale dans leur partie supérieure. Ce sont des adhérences anciennes, très solides. A la coupe, le lobe supérieur des deux poumons, très induré au toucher, présente l'aspect d'un bloc fibreux, très dur à couper, criant sous le couteau, et farci de tubercules, les uns noyés dans une gangue fibreuse, d'autres crétacés ayant l'apparence de petites masses de mastic, d'autres enfin, en voie de ramollissement. Au sommet gauche, où les lésions, ainsi que l'auscultation l'indiquait, sont plus étendues, on trouve quelques petites cavernes. Pas d'épanchement pleural.

Dans ces quatre observations nous voyons que dans la première la malade a succombé huit ans après le début de sa tuberculose et vingt ans après le début de la syphilis. Dans une seconde la malade a succombé trente ans après le début de sa syphilis et huit ans après le début de la tuberculose. Dans la troisième la malade succomba à un cancer de l'estomac vingt-cinq ans après le début de sa syphilis et l'on trouva à l'autopsie, au sommet du poumon gauche, une petite caverne en partie cicatrisée et contenant en un point un gros dépôt crétacé. Enfin dans la quatrième observation le malade succomba douze ans après le début de sa syphilis, mais un an seulement après le début apparent de la tuberculose. Toutefois, à l'autopsie le lobe supérieur des deux poumons était très induré, présentait l'aspect d'un bloc fibreux, très dur à la coupe, criant sous le couteau et farci de tubercules.

Stieffel dans sa thèse a réuni une trentaine d'observations de cas considérés par lui comme légers.

Voici quelle est leur répartition par rapport à l'âge de la syphilis :

Syphilis ancienne (sans date)................ 11 cas
Syphilis de 6 à 10 ans...................... 8 —
Syphilis de 11 à 15 .... 2 —
Syphilis de 15 à 20 .... 5 —
Syphilis de 20 à 25 .... 3 —
Syphilis de 25 ans et au-dessus........... 2 —

31 cas

Avant de terminer cette question de l'évolution de la tuberculose au cours de la syphilis tertiaire, nous allons dire un mot des explications pathogéniques qui ont été données de l'influence relativement bénigne exercée par la syphilis.

Pour Sokolowsky, la syphilis est une cause relativement rare d'affection fibreuse du poumon.

Les accidents tertiaires de la syphilis pour certains auteurs, Wilks et Hutchinson, manifestent seulement le trouble apporté dans l'économie par l'infection syphilitique et survivant à cette infection. « On ne s'écarterait pas beaucoup de l'interprétation proposée par Hutchinson en comparant, avec Homolle, la syphilis tertiaire aux états morbides constitutionnels, dans lesquels les réactions de l'organisme sont modifiées, de sorte que les maladies ont un caractère propre et une évolution spéciale et que les altérations anatomiques elles-mêmes diffèrent de l'inflammation franche. Je ferai remarquer toutefois que l'analogie est surtout apparente : rien en effet ne traduit un mode particulier de la nutrition, chez les syphilitiques, en l'absence des manifestations morbides, tandis que les actes nutritifs d'un goutteux ou d'un scrofuleux conservent, même dans les conditions apparentes de la santé, un caractère plus ou moins différent du type normal. »

La syphilis, à sa période tertiaire, a une prédilection bien marquée pour le système artériel et fait souvent de ses victimes autant d'artérioscléreux.

On doit remarquer, dit Marfan (*Traité de médecine*, t. IV, p. 602), qu'il y a différentes formes de sclérose; la sclérose péri-tuberculeuse, processus de guérison, n'a probablement rien de commun avec la sclérose dystrophique liée à la dégénérescence actuelle. Pour produire la transformation de la zone embryonnaire du tubercule en tissu fibreux, le tuberculeux, comme le dit Grancher, a besoin d'une nutrition parfaite. Or les artérioscléreux ont une nutrition ralentie.

D'ailleurs Huchard admet que l'artériosclérose favorise chez les sujets prédisposés par l'hérédité, le développement de la tuberculose; et il décrit une phtisie des artérioscléreux et des athéromateux; les lésions artérielles agiraient en déterminant, par suite de l'insuffisance de l'irrigation sanguine, une insuffisance nutritive.

Contrairement à cette opinion, Handford (*Sem. méd.*, 1891, p. 319) persiste à soutenir que, chez les artérioscléreux, la tuberculose se developpe très rarement et est relativement bénigne; mais il n'attribue pas ce résultat à la tendance sclérosante du processus; il le surbordonne à l'élévation de la tension artérielle.

« Les alcooliques à sclérose artérielle (nous ne disons pas athéromateux), les arthritiques (que leur état diathésique soit héréditaire ou acquis), les saturnins, les goutteux, en un mot tous les atteints d'état dyscrasique sclé-

rogénisant, et les *anciens syphilitiques*, les diathésiques
de par la syphilis, comme disaient nos pères, ont incon-
testablement des manières de réagir vis-à-vis de la
tuberculose en train de faire un peu partout et à propos
de tout du processus de sclérose, ils répondent d'ordinaire
à la tuberculose en sclérogénisants qu'ils sont. » (L. LAN-
DOUZY. *Clinique. de l'hôp. Laënnec.*)

CHAPITRE III

Rôle pathogénique de la syphilis.

Après avoir exposé les données que la clinique nous fournit au sujet de l'évolution de la tuberculose pulmonaire sur un terrain syphilitique, il nous reste à étudier maintenant le rôle que la syphilis semble jouer à l'égard de cette tuberculose. La syphilis, dans certains cas, surtout à sa période secondaire, est une cause aggravante de la tuberculose ; dans certains cas, par suite des désordres qu'elle produit dans l'état général, semble être la cause occasionnelle de l'éclosion de la tuberculose ; enfin, de par les lésions qu'elle crée sur les différentes parties de l'appareil respiratoire : larynx, bronches, poumons, plèvres, elle ouvre autant de portes d'entrée au bacille tuberculeux. Nous allons étudier successivement chacun de ces points dans les deux paragraphes suivants :

1° De la syphilis considérée comme cause aggravante ou prédisposante de la tuberculose pulmonaire ;

2° Des lésions syphilitiques considérées comme moyens d'appel et de fixation du bacille tuberculeux.

Au premier nous rattacherons l'étude de la tuberculose pulmonaire chez les syphilitiques héréditaires, et au second la question de la pleurésie syphilitique secondaire.

1º De la syphilis considérée comme cause aggravante ou prédisposante de la tuberculose pulmonaire.

La tuberculose est-elle fréquente au cours de la syphilis ?

Thoresen (*Jahresbericht*, 1875, p. 539-541), qui a recueilli 318 observations complètes de syphilitiques, n'a rencontré la tuberculose que dans 16 cas, et encore y avait-il chaque fois une prédisposition héréditaire.

F. M. Sandwith (*The Lancet*, 1892, II, 711 - 714) a observé de trois à quatre cents cas de tuberculose en 1891 à l'hôpital du Caire, et il ajoute que la plupart des malades étaient atteints antérieurement de syphilis, qui est très commune dans le pays.

Le professeur Fräntzel (*Senger*. Thèse de Berlin, 1883) a rencontré 247 cas de phtisie chez les syphilitiques et n'en a trouvé que 5 où malgré des examens répétés il lui fut impossible de trouver le bacille. Les cas sont fréquents dans la pratique hospitalière où l'on trouve l'association de la tuberculose pulmonaire et de la syphilis. Il est difficile d'établir une statistique pour savoir quel est le taux de la mortalité par la tuberculose au cours de la syphilis et quel est le rapport de la tuberculose pulmonaire avec la syphilis, c'est-à-dire le pourcentage de la syphilis comme cause occasionnelle ou aggravante de la tuberculose.

Il n'est pas douteux que la syphilis, transmissible exclusivement par inoculation, ne reconnaisse pour cause prochaine la pénétration dans les tissus d'un agent organisé. L'observation montre qu'il subit d'abord, dans le lieu même où il a été introduit, une période d'incubation dont la durée varie de quinze à soixante-dix jours ; qu'il donne lieu ensuite, dans cette même partie, à la manifestation initiale de la maladie, l'induration ; qu'après une seconde incubation, il est transporté dans les ganglions voisins, puis dans la circulation générale et dans tout l'organisme, qui se trouve infecté ; qu'il se traduit ultérieurement par une série de manifestations, variables suivant les sujets, d'abord superficielles, puis de plus en plus profondes à mesure que la maladie est plus invétérée.

Les lésions qu'il provoque sont, au point de vue histologique, tout à fait comparables à celles de la tuberculose et de la lèpre, maladies dont la nature parasitaire est aujourd'hui démontrée et le microbe bien connu.

Si l'on ne connaît pas l'agent pathogène de la syphilis, on peut supposer que par lui-même ou par la toxine qu'il sécrète il modifie la composition du sang et ses propriétés physiologiques. Plusieurs expériences ont mis en évidence les propriétés virulentes du sang, pendant la durée des manifestations secondaires.

Waller, l'anonyme du Palatinat, Gibert, Pellizari, Lindwurm obtinrent des résultats positifs après l'inoculation de sang de syphilitiques en pleine période secondaire.

On sait que le bacille tuberculeux oppose une résistance très grande aux phagocytes, probablement à cause de l'enveloppe de cellulose qui l'entoure. Ne pourrait-on pas admettre aussi que l'altération du sang diminue l'activité des phagocytes, ou que la toxine microbienne du plasma fait de celui-ci un bon aliment pour le bacille tuberculeux?

Nous savons que dans le diabète l'état hyperglycémique des humeurs est une condition favorable pour le développement du bacille tuberculeux, et Roux et Nocard (en 1887) ont montré la valeur des milieux sucrés pour la culture de ce bacille. On peut assimiler ce qui se passe au cours du diabète par suite de l'altération du sérum sanguin à ce qui doit se passer au cours de la syphilis.

Au point de vue étiologique de la tuberculose, les malades syphilitiques observés se divisent en deux catégories distinctes : les uns présentent une hérédité indiscutable, ou des antécédents personnels tels qu'une variole, que nous considérons avec notre maître, le professeur Landouzy, comme une cause prédisposante de la tuberculose; les autres, en revanche, ne signalent aucun antécédent héréditaire ou personnel suspect.

Toutes les influences dépressives, anémiantes, toutes les causes morbides produisant une altération profonde de la nutrition, au même titre que la misère, la captivité, le chagrin, l'alimentation insuffisante, le surmenage, les excès, sont autant de facteurs qui composent le fond étiologique commun de la tuberculose pulmonaire.

N'est-ce pas de la même façon que se comporte la syphilis lorsqu'elle a pénétré dans tout l'organisme. La syphilis exerce une triple action dénutritive, fébrigène et irritante comme la plupart des maladies infectieuses. Mais dans la syphilis, les troubles généraux de la nutrition, l'emportent de beaucoup sur la réaction fébrile ; et, les altérations des viscères n'ont le plus souvent qu'une importance secondaire par rapport à celle du système lymphatique, dont le rôle phagocytaire est par là même profondement troublé. L'action dénutritive du virus syphilitique se manifeste par une altération spéciale du sang à laquelle nous avons fait allusion plus haut.

C'est une sorte d'anémie étudiée par Grassi, Wilbouchevitch et Kreyes.

« La vérole, dit Ricord, est un branle-bas dans l'économie, un branle-bas susceptible d'exciter les vices organiques, d'éveiller toutes les diathèses en puissance. » La théorie de Hunter est par cela même réfutée, et l'antagonisme dont il parle ne peut exister dans ce cas. En effet, en nous rappelant les effets communs à la syphilis et à la tuberculose, effets qui tendent tous au même but, savoir : la dénutrition, la consomption de l'organisme, et surtout la désorganisation, la destruction du parenchyme pulmonaire, nous ne pouvons donc pas admettre que ces deux processus phtisiogènes se contre-balancent. Au contraire, il est aussi rationnel que juste de reconnaître qu'ils s'appuient l'un sur l'autre en unissant leurs efforts destructeurs, qui doivent par cela même revêtir une forme plus maligne. Si la syphilis donc, a causé par son action propre des troubles aussi nombreux, des désordres aussi grands, quelle ne sera pas la gravité de ceux qu'elle produira dans un organisme héréditairement tuberculeux. Au début donc d'une syphilis, même à la période secondaire des lésions spécifiques, ces phénomènes de désorganisation consomptive énoncés ci-dessus, se surajoutent aux mêmes phénomènes de la phtisie tuberculeuse. L'organisme, doublement battu en brèche, ne pourra résister à cette double cachexie, et le traitement qui, dans le cas précédent, avait amené d'heureux résultats, n'exercera dans celui-ci aucune influence salutaire. Que la syphilis se déclare chez un jeune sujet prédisposé, soit par ses ascendants, soit par tempérament acquis à la tuberculose, elle va, en anémiant, débilitant, appauvrissant l'économie, précipiter ou même provoquer le développement de tubercules qui, sans l'apport de cette cause adjuvante, ne se seraient manisfestés que plus tardivement ou qui même ne se seraient jamais produits. « Cela, le bon sens le dit et la clinique le prouve. Pour ma part, dit le professeur Fournier, j'ai déjà vu, soit ici, soit ailleurs, nombre de jeunes sujets chez lesquels la syphilis avait exercé puissamment son influence dépressive, devenir tuberculeux dans les premiers mois ou les premières années de l'infection. J'ajoute même que, développée dans ces conditions, la phtisie suit quelquefois une évolution hâtive, fait des progrès rapides et tue à bref délai. Aussi, d'après mon expérience propre comme aussi d'après ce qu'ont dit, sur ce point, les observateurs les plus autorisés, n'hésiterai-je pas à inscrire la syphilis au chapitre étiologique de là tuberculisation pulmonaire. »

Syphilis héréditaire. — Ce qui ressort de toute évidence de l'observation clinique, dit le professeur Fournier, c'est que l'hérédité syphilitique, en raison sans doute de l'état d'appauvrissement relatif qu'elle inflige à l'organisme, constitue une prédisposition puissante à diverses maladies.

C'est ainsi qu'on a remarqué de vieille date la fréquence des affections scrofulo-tuberculeuses chez les enfants issus de souche syphilitique, et l'on a maintes fois discuté sur la transformation possible de la syphilis en scrofule. Cette transformation, aujourd'hui, ne saurait être un instant soutenue, surtout depuis la découverte du bacille de Koch. Mais il n'en est pas moins certain que le terrain syphilitique est éminemment propice à la culture de ce bacille ; car, de par les statistiques, de par l'observation contemporaine qui n'a fait que confirmer sur ce point les résultats de nos prédécesseurs, il est indéniable que les hérédo-syphilitiques paient un large tribut aux diverses manifestations de la scrofulo-tuberculose, notamment aux affections osseuses (mal de Pott, coxalgie, etc.), voire au lupus tuberculeux.

On peut se demander pour quelle raison le syphilitique donne si souvent naissance à un enfant tuberculeux, si c'est par suite de l'état de cachexie, ce qui n'est pas constant, ou par suite de la transmission d'un agent spécifique qui favorise le développement d'un autre. On sait aussi que la syphilis est une des maladies constitutionnelles qui produisent le plus d'avortements, d'adénites strumeuses, de scrofules, abâtardies : en un mot, de ces êtres chétifs, irritables, rachitiques, de ces sujets malingres ou frappés d'infantilisme qui sont pour la tuberculose une proie facile.

On pourrait faire remarquer que la tuberculose s'attaquant à des syphilitiques héréditaires jeunes ne procède pas dans ses modes réactionnels (anat. pathol.) et dans ses modes symptomatiques comme chez les anciens syphilitiques. Être parasyphilitique, c'est-à-dire syphilininé n'est pas l'équivalent d'être syphilisé : il y a dans la dyscrasie ou diathèse syphilitique des degrés puisqu'il y a des modes réactionnels différents, des réactions différentes correspondent à des actions différentes.

Nous rapportons ci-dessous deux observations dues à Guidone et qui sont des exemples de tuberculose pulmonaire survenue chez des individus atteints de syphilis héréditaire.

OBSERVATION 16. — (GUIDONE).

Angolina Scigliano, fille de Lugi, âgée de 17 ans, de Naples. Blonde, d'une constitution délicate, peau blanche, anémique. Fièvre tous les jours à exacerbations vespérales avec des sueurs profuses la nuit. Souvent elle a des accès de toux de longue durée avec des crachats muco-purulents mélangés de stries sanguinolentes.

A l'examen physique du thorax, on constate dans le lobe moyen du poumon droit un son tympanique accompagné de gargouillements et de râles.

La mère a eu trois avortements : l'un dans le cinquième mois, les autres dans le deuxième et le troisième mois. Elle a perdu un fils âgé de 13 mois, atteint d'une maladie qu'elle ne peut pas préciser. Elle a un autre fils de 4 ans, bien portant.

La mère assure que Angolina à l'âge de 3 ans présenta une éruption sur la peau et que le médecin n'a pu caractériser.

L'examen du système lymphatique présentait des ganglions bi-inguinaux, des ganglions cervicaux, et à droite un gros ganglion épitrochléen.

Prenant en considération les antécédents héréditaires, la malade pouvait être soupçonnée d'avoir une pneumopathie syphilitique.

Pour éloigner tout doute de mon esprit, je me suis adressé à l'examen microscopique des crachats, et la présence des fibres élastiques et du bacille de Koch m'autorisa à formuler le diagnostic suivant : syphilis héréditaire, infiltration tuberculeuse dans le lobe du poumon droit avec cavernes.

OBSERVATION 17. — (GUIDONE).

Un matin je fus appelé à visiter G. C..., âgé de 23 ans. La famille était alarmée parce que le médecin qui le soignait pour une dysphonie lente et progressive avait diagnostiqué une tumeur pharyngienne. J'ai trouvé le malade souffrant d'une toux sèche et intense, presque aphone, il avait de la fièvre avec tous les signes de la cachexie. Malgré les recherches que j'ai faites avec soin et le jour suivant à la lumière naturelle, je n'ai pu découvrir la néoplasie pharyngienne; tandis que le lendemain, m'enquérant des antécédents, j'ai su que le jeune homme dans sa jeunesse avait eu des éruptions et dans la bouche diverses ulcérations. Ce fut pour moi une révélation et, en effet, l'examen du système lymphatique me fit découvrir des glandes multiples sous l'aisselle et dans la région inguinale, etc., etc., ainsi que des ganglions épitrochléens. Ajoutez à cela que la mère a eu trois avortements et que le père était syphilitique. Tous ces faits recueillis m'autorisèrent à admettre une syphilis laryngée, et sans hésiter j'ai prescrit un double traitement : l'un interne, pour calmer la toux exténuante avec des pulvérisations de cocaïne et de bicarbonate de soude; l'autre traitement était spécifique.

Le malade s'est amélioré un peu, mais il est survenu de graves complications. Il eut des douleurs thoraciques, des hémoptysies répétées, associées à une toux quinteuse.

L'examen physique dénote à droite, dans la région sus-épineuse et dans la fosse sous et sus-claviculaire une respiration rude et une expiration prolongée avec affaiblissement du murmure vésiculaire; la fièvre oscillait constamment entre 38°,3 et 39°,5. Cette fois aussi, l'ensemble des phénomènes me faisait penser à un processus syphilitique placé au sommet du poumon droit. Pourtant, poursuivant mes recherches et n'ayant pu retirer un grand avantage du traitement thérapeutique, j'employai deux autres moyens de diagnostic : l'examen laryngoscopique et l'analyse bactériologique de l'expectoration. Or, à mon grand étonnement, le premier mit en évidence une laryngite tuberculeuse et le second des fibres élastiques et beaucoup de bacilles de Koch.

Diagnostic. — Syphilis héréditaire; tuberculose laryngée et pulmonaire.

2º **Des lésions syphilitiques considérées comme moyens d'appel et de fixation du bacille tuberculeux.**

A. — SYPHILIS DU LARYNX ET TUBERCULOSE

Niée par un certain nombre d'auteurs (Louis, Krishaber, Mackensie), l'existence de la tuberculose laryngée et primitive a été nettement établie par les travaux de Progebinski, Fränkel, Salis-Cohen, etc. Nos nouvelles idées sur la nature parasitaire de la tuberculose ont d'ailleurs fait universellement admettre les tuberculoses locales. Comme, dans le cours de l'évolution de la lésion laryngée, le poumon se trouve toujours envahi, on comprendra facilement l'importance que nous accordons à l'étude de la syphilis laryngée comme porte d'entrée de la tuberculose pulmonaire.

Consécutive ou primitive, la phtisie laryngée, dit Ruault, ne se développe cependant que sous l'influence de conditions étiologiques locales, ainsi qu'il en est de toutes les infections, aussi bien primitives que secondaires. C'est ainsi que la phtisie laryngée primitive atteint vraisemblablement aussi de préférence les sujets dont le larynx présente de l'inflammation chronique et des érosions qui en dépendent.

Dans son Traité de laryngologie, le Dr Cadier, après avoir parlé séparément de la syphilis et de la tuberculose, s'exprime ainsi : « J'ai même remarqué, d'après un assez grand nombre d'observations, que presque tous les phtisiques chez lesquels on voit survenir des accidents très graves du larynx, avaient été antérieurement atteints de syphilis. Ne serait-ce là qu'une simple coïncidence de ma statistique personnelle? Je crois plutôt que le cumul sur le même individu de ces deux états morbides qui, l'un et l'autre, sont souvent caractérisés par des manifestations laryngées, amène fatalement des lésions plus précoces et plus graves du larynx par le fait même de l'existence d'anciennes lésions syphilitiques qui constituent alors un appel pour la localisation de la tuberculose. »

D'après cet exposé, ajoute Tessier dans sa thèse (1880, p. 16), le larynx en pareille circonstance serait le « locus minoris resistantiæ », et nous y verrions pour ainsi dire de préférence que les lésions s'y développent d'une façon plus grave. Dans son cours de la Faculté, semestre d'hiver 1883-1884, M. Landouzy étudiait le rôle pathogénique de la laryngite syphilitique secondaire dans le développement ultérieur d'une phtisie bacillaire laryngée.

La laryngopathie est en effet un phénomène fréquent au cours de la tuberculose pulmonaire chez les syphilitiques. Je l'ai toujours noté dans mes observations, dit Granier, et en présence de sa coexistence constante, je ne crains pas d'avancer ce fait que toute manifestation laryngée, chez un tuberculeux, m'impose le devoir de m'enquérir des antécédents syphilitiques ; que bien souvent, je recueille des aveux, lesquels n'auraient pas été faits, si je ne les avais pas provoqués, et qui, en raison de cela, passent fréquemment inaperçus.

Nous-même, dans un cas, avons été amené à diagnostiquer une syphilis constitutionnelle d'après la constatation d'une laryngopathie.

Dans sept cas où M. Landouzy (communication orale) a rencontré de la phtisie laryngée, il a trouvé des antécédents syphilitiques chez les malades.

La syphilis secondaire du larynx reconnaît, d'après M. Mendel, quatre formes : l'érythème, les plaques muqueuses, des papules syphilitiques et enfin l'hyperplasie de la muqueuse du larynx.

La congestion qui constitue l'érythème, les érosions qui peuvent suivre, et les ulcérations syphilitiques des plaques muqueuses constituent pour la tuberculose laryngienne une circonstance prédisposante indéniable et dont non seulement les tuberculeux devenus syphilitiques, mais encore les syphilitiques jusque-là indemnes de tuberculose, sont assez souvent victimes.

Schnitzler (*Jahresbericht*, 1888, 2) rapporte plusieurs observations particulières de transformation de gommes syphilitiques du larynx en tuberculeuses (1).

Le moyen le plus sûr pour trancher le diagnostic dans les cas douteux, est la recherche des bacilles tuberculeux dans les produits de raclage des ulcérations, dont la valeur diagnostique est décisive si elle donne un résultat positif,

(1) J'observe en ce moment, dit le Dr MENDEL (*Ann. de Méd.*, 1895, p. 51), une jeune femme syphilitique depuis un an ; elle a présenté récemment une laryngite secondaire typique qui se transforme sous mes yeux en laryngite tuberculeuse. Il est vrai que cette malade a des antécédents de tuberculose ; mais jusqu'à présent, rien dans son état ne décelait une atteinte de cette affection ; on peut dire ici que la syphilis a ouvert la voie à la tuberculose.

en l'absence des lésions pulmonaires encore nettement appréciables, mais n'est réelle, en cas de résultats négatifs, que si les recherches ont porté sur de nombreuses préparations et sur des matières recueillies à plusieurs reprises et sur des points différents (Ruault).

Fasano rapporte l'histoire de deux malades chez lesquels des lésions de tuberculose laryngée galopante succédèrent à des lésions syphilitiques du larynx.

Le pronostic des laryngites syphilitiques secondaires est considéré comme relativement bénin. Il n'y aurait à craindre que les récidives et l'hyperplasie qui en est la redoutable conséquence. D'après ce que nous venons de voir, l'horizon de l'individu atteint de syphilis laryngé apparaît plus sombre. « Le laryngopathe syphilitique même guéri a des titres acquis pour une candidature à une tuberculose laryngée qui peut s'ouvrir d'un jour à l'autre. » (L. Landouzy.)

OBSERVATION 18. — *Tuberculose et syphilis laryngo-pharyngée.* — De RENZI. *Revista clinica e terapeutica*, octobre 1886. *France médicale*, 1887, t. II, p. 1522.)

La malade que je vous présente a 25 ans, et dans ses antécédents je rencontre les particularités suivantes :

1° Peu de temps après son mariage, elle a vu apparaître sur la peau, particulièrement à la partie antérieure du tronc, des taches rosées qui ont duré quelque temps, puis ont disparu.

2° Au bout de deux ans, elle a souffert de douleur, dans les os, douleurs qui étaient plus fortes la nuit.

Les souffrances actuelles ont commencé au mois de novembre dernier par une affection de la gorge, accompagnée de fièvre, de toux, de dysphagie et de douleur locale. Actuellement, à la partie postérieure

du pharynx, on observe une ulcération de couleur gris jaunâtre, d'un
diamètre un peu plus grand qu'un centime, entourée d'une auréole
rouge. Au moyen de l'examen laryngoscopique, on trouve une grande
partie de l'épiglotte détruite, et le pharynx affecté d'un processus ulcératif qui présente un caractère diphtérique.

Chez cette malade, il existe donc les caractères de la syphilis
pharyngo-laryngée. Je ne puis admettre, en effet, que la lésion ci-
dessus décrite soit de nature tuberculeuse, car elle n'en a pas les
caractères. Il manque les ulcères et les nodules tuberculeux. Nous
voyons seulement une grosse ulcération pharyngienne avec un fond
grisâtre et des bords rouges, laquelle s'accompagne de l'engorgement
des ganglions inguinaux et cervicaux. Le traitement spécifique est
venu lever toute espèce de doute, puisqu'il a amené rapidement la
guérison de l'ulcère.

Cependant, outre la syphilis, il existe également une lésion tuberculeuse du larynx. On a beaucoup discuté sur les caractères différentiels
de ces deux lésions, mais sans conclusions positives. Avec les connais-
sances actuelles, nous avons un critérium différentiel très précis, et
qui consiste dans la présence des bacilles tuberculeux s'il s'agit de
tuberculose laryngée, dans leur absence s'il s'agit de syphilis.

Dans le cas actuel, l'examen microscopique a démontré la présence
du bacille tuberculeux, et nous sommes obligé d'admettre, chez notre
malade, deux espèces de lésions, les unes tuberculeuses, les autres
syphilitiques. Dans le pharynx existe la syphilis, puisque dans les sécré-
tions on ne rencontre pas le bacille tuberculeux ; le larynx, au contraire,
est atteint de lésions tuberculeuses, et l'on rencontre le bacille de
Koch dans la matière sécrétée. Il faut donc conclure que sur un fond
syphilitique s'est développée la tuberculose.

Maintenant surgit cette question : pourquoi le bacille de la syphilis
n'empêche-t-il pas le développement de celui de la tuberculose, puisque nous savons que la présence d'un micro-organisme empêche d'ordinaire le développement des autres ? C'est qu'il n'y a pas antagonisme
entre eux.

Pour que les bacilles tuberculeux se développent, il faut qu'ils trou-
vent un terrain favorable. Ce sont les constitutions affaiblies qui sont
d'ordinaire atteintes.

En outre, il y a des prédispositions locales qui favorisent leur développement, et, en effet, chez notre malade, il s'agit de tuberculose localisée. Comment s'est-elle développée ? L'air, chargé de bacilles tuberculeux, a pénétré dans le larynx, où ils ont rencontré une lésion syphilitique qui les a fixés.

B. — Bronchite syphilitique et tuberculose

Le professeur Potain a insisté à différentes reprises sur le rôle joué par la bronchite syphilitique dans l'éclosion de la tuberculose pulmonaire.

Tantôt, à la période tertiaire, l'on trouve associée à la sclérose pulmonaire une péribronchite gommeuse qui peut arriver jusqu'au rétrécissement de la bronche ; tantôt il se produit, au niveau de la muqueuse bronchique, une infiltration abondante de cellules embryonnaires avec desquamation et parfois même ulcération de cette muqueuse, lésion susceptible d'entraîner aussi, par rétraction progressive, la diminution du calibre de la bronche.

A la période secondaire même il existe une bronchite distincte des formes ordinaires et que les médecins anglais ont comparée aux exenthèmes syphilitiques. John Schnitzler (1880) signala le catarrhe bronchique précoce qui accompagne en général un catarrhe laryngo-trachéal un peu prolongé. D'après Lancereaux des manifestations secondaires, toujours superficielles, semblables aux éruptions cutanées, se présentent sous des aspects divers et consistent en hyperhémies disséminées de la membrane muqueuse, sous forme de taches rouges, violacées, accompagnées d'un exsudat légèrement saillant, appelées à disparaître au bout d'un certain temps sans laisser la moindre trace. M. Taberlet (*Gaz. hebd.*, 1889, n° 30) qui a observé deux cas de bronchite syphilitique fait remarquer l'égale distribution des râles dans les deux poumons, leur intensité dans les tiers supérieurs et leur diminution graduelle, leur transformation en gros râles muqueux à mesure qu'on descend vers les bases.

Il n'est certes pas défendu de penser que ces lésions bronchiques constituent une sorte d'appel à la tuberculose.

Notre collègue et ami Claisse, dans sa thèse sur l'infection bronchique, a établi le processus suivant lequel cette infection s'établit. « Supposons maintenant, (*loc. cit.*, p. 58), dit-il, l'arbre bronchique lésé dans sa résistance épithéliale ou lymphatique, une cause quelconque étant venue modifier sa muqueuse, il n'oppose plus à l'infection une défense suffisante, les microbes viennent s'installer et se cultiver à sa surface, peu à peu ils triomphent des divers moyens de résistance déjà étudiés, et peuvent arriver jusqu'aux fines bronches où leur stagnation ne trouve plus d'entraves ; librement alors, les cultures vont se développer, élaborer des quantités de poisons de plus en plus considerables.

Fréquemment, la dystrophie bronchique est liée à une maladie générale (fièvre typhoïde, rougeole). L'exanthème de la rougeole constitue la lésion initiale qui devient le point de départ de ces infections bronchiques souvent si graves. »

Il est rationnel d'admettre que ce qui se passe dans les bronches pour les microbes d'infection banale doit aussi se passer pour le bacille de la tuberculose. N'est-il pas étonnant, en effet, de constater que la maladie infectieuse qui est la plus souvent suivie, à échéance plus ou moins lointaine, de tuberculose, la rougeole, est justement la maladie qui par excellence est accompagnée de catarrhe bronchique, et ne peut-on, par analogie de ce qui se passe dans la rougeole, en conclure ce qui doit se passer dans la syphilis, c'est ce qui fait, dans le cas particulier, appliquer par le professeur Landouzy au catarrhe bronchique syphilitique, ce que Willis appliquait à la rougeole, alors qu'il la dénommait *vestibulum tabis* ?

C. — Syphilis pulmonaire et tuberculose

L'association de la syphilis et de la tuberculose dans le poumon s'observe avec une fréquence relative. Le Dr William Porter (*The Medical Record*, 12 mars 1887) admet qu'il n'y a aucune impossibilité à ce que la tuber-culose se développe dans un poumon syphilitique, mais l'examen histologique ne lui a jamais permis de cons-tater cette complication ; jamais il n'a trouvé le bacille de Koch, et de plus, l'absence de toute élévation de température lui fait cliniquement rejeter cette hypo-thèse.

Pour Hiller, toute phtisie syphilitique entraînant du ramolissement et la formation de cavernes, serait une tuberculose entée sur la syphilis (*Charité Annalen*, Berlin, 1882-1884, t. IX, 184-282, 2 pl.). Cette opinion est peut-être trop absolue, d'après M. Potain, car il existe des faits de gommes pulmonaires suivies de ramollissements dont le contenu a été évacué par les bronches. Plus fréquemment, à vrai dire, les gommes ramollies se résorbent et ne sont pas évacuées.

Nous rapportons ci-dessous des observations où la tuberculose pulmonaire semble s'être manifestement développée à la suite de lésions de syphilis pulmonaire.

OBSERVATION 19. — RÉTHI. *Wiener med. Presse*, 1884, n° 52, p. 544.

Un homme âgé de 41 ans, qui a contracté en 1876 la maladie vénérienne, se plaignit au commencement de l'année 1884 d'un enrouement, toussa par moment et cracha du sang. A l'examen, on trouva : Sur l'aile du nez du côté droit une cicatrice épaisse ; les ganglions cervicaux et cubitaux tuméfiés; les clavicules à leur extrémité sternale doublées d'épaisseur ; au coude droit, deux ulcérations en forme de croix avec un fond recouvert de graisse et comprises dans une cicatrice ; au coude gauche, des places rouges recouvertes de squames épaisses ainsi qu'au tronc et en avant des tibias.

La percussion donnait les résultats suivants : Des deux côtés, aussi bien en avant qu'en arrière, un son plus bref ; à gauche le son devient sous la clavicule plein et clair ; à droite il est séparé par une zone de sons clairs d'une région d'un son bref et presque vide ; en arrière et à droite s'étend une zone de sons étouffés depuis l'épine de l'omoplate jusqu'à l'angle. Au sommet existe une respiration affaiblie avec une expiration prolongée ; dans la partie moyenne à droite, une respiration bronchique et en dessous, de nouveau, une respiration prolongée.

Dans l'arrière-gorge, Réthi trouva, ainsi que sur la partie droite de l'arc palato-pharyngé, des cicatrices étoilées. L'épiglotte et la muqueuse tout entière du larynx parurent tuméfiées et rouges; le bord supérieur de l'épiglotte, en particulier dans sa partie gauche, est transformé en une ulcération dont le bord gauche commence à se dépouiller. Les cartilages aryténoïdes sont augmentés de volume, ulcérés dans leur partie glottique et garnis de nombreuses végétations papillomateuses. Les bandes ventriculaires se trouvaient très tuméfiées, ulcérées en arrière ; la corde vocale droite déchiquetée. Dans quatre examens de l'expectoration on ne trouva qu'une fois des bacilles de la tuberculose.

Le diagnostic fut : association de syphilis et tuberculose. Pour la tuberculose parlaient en plus des bacilles, malgré sa localisation, l'infiltration des sommets des poumons et les ulcérations des cartilages aryténoïdes. Pour la syphilis, les antécédents, le processus ulcératif localisé en partie sur la peau et sur la muqueuse et enfin l'infiltration du lobe moyen du poumon.

Le traitement qui consista dans l'emploi à l'intérieur de l'iodure de potassium, dans des inhalations de sublimé et dans des applications locales d'emplâtres mercuriels sur les parties cutanées atteintes, confirma le diagnostic. Les manifestations de la maladie disparurent à l'exception des altérations des sommets et des ulcérations des cartilages aryténoïdes.

OBSERVATION 20. — (GOUGUENHEIM. *Bull. de la Soc. méd. des hôp.*, t. XVI, 2ᵉ série, 1879, p. 150.)

M. Gouguenheim présente les deux poumons d'un sujet syphilitique mort dans son service, à l'Hôtel-Dieu-annexe. Ces organes sont le siège d'altérations très différentes, tout au moins au point de vue macroscopique. Le poumon droit présente une lésion récente (infiltration tuberculeuse généralisée) ; son volume est énorme, et à la coupe il montre une couleur violacée très prononcée. Le poumon gauche est au contraire très atrophié ; sa coloration est pâle, le tissu morbide est exsangue, d'une dureté pierreuse, circonscrivant des cavités de volume très variable, à parois déchiquetées ; au sommet se trouve une caverne immense ; dans d'autres parties, on constate l'existence de dilatations bronchiques très nombreuses et très étendues. A la base de ce poumon, et remontant un peu vers le sommet, se voit une pleurésie partielle remplie d'un liquide laiteux tenant en suspension de la matière caséeuse.

Enfin, pour terminer cette description, on mentionnera à la base du poumon droit l'existence d'une masse de tissu calcaire, friable, ramolli à son centre, et due soit à la régression d'une vieille gomme, soit à la crétification d'une ancienne pleurésie. Inutile de signaler l'aspect profondément différent de ces deux lésions.

Mais ce qui fait surtout l'intérêt de ce cas, c'est que le malade, homme de 45 ans, avait été traité par M. Gouguenheim, à l'Hôpital temporaire, il y a plus d'un an. Il avait alors une syphilide ulcéreuse et serpigineuse des deux avant-bras et du tronc, et aux deux jambes des traces manifestes d'ulcérations syphilitiques et de gommes. En même temps, le malade avait l'apparence et les lésions d'un phtisique ordinaire, il était cachectique, et à l'auscultation du sommet gauche on constatait tous les signes stéthoscopiques de l'existence d'une caverne. Il est évident que, dans la coexistence de la syphilide tertiaire, il n'y avait aucune raison d'admettre une autre maladie qu'une phtisie pulmonaire ordinaire.

Le traitement syphilitique fut administré, et M. Gouguenheim eut recours au sirop de Gibert, à la dose de deux à trois cuillerées à soupe. La guérison fut complète au bout de trois ou quatre mois de traitement; le malade reprit de l'embonpoint, les signes cavitaires disparurent peu à peu, et à leur place on ne constata plus autre chose qu'une respiration très dure du sommet gauche.

Le malade sortit et renonça depuis à tout traitement.

L'observation fut alors remise à notre collègue M. Fournier, au moment de sa communication à l'Académie de médecine.

Cette année (1879), le malade, qui avait discontinué tout traitement, revint dans le service de M. Gouguenheim ; son état était déplorable, la cachexie excessive, les signes cavitaires du sommet gauche s'étaient reproduits ; le poumon droit, indemne auparavant, était envahi. Le traitement spécifique, employé aussitôt, dut cette fois, être discontinué, e malade ne le supportant pas. La mort eut lieu dans le marasme le plus complet. En un mot, cet homme, atteint d'une phtisie syphilitique du poumon gauche, succomba à une infiltration tuberculeuse du poumon droit.

Observation 21. — (Potain. *Gaz. des hôpitaux*, 1888, p. 1314.)

En 1884, à l'hôpital Necker, j'ai soigné un malade qui n'avait aucun antécédent tuberculeux. Les nombreux enfants n'étaient pas des bacillaires ; il ne présentait aucun symptôme pulmonaire.

Six ans auparavant, il avait eu la syphilis. Depuis deux ans, la toux, la gêne respiratoire, l'expectoration abondante avaient fait leur apparition. Ce malade s'était amaigri progressivement, et, à son entrée, il était dans un état de maigreur extraordinaire. Il portait la cicatrice d'une perforation du voile du palais ; son radius était considérablement augmenté de volume.

L'examen de la poitrine décelait des lésions avancées du parenchyme pulmonaire. Ce malade s'affaiblit progressivement, et finit par mourir.

L'autopsie fut très intéressante. Le sommet du poumon gauche était criblé d'un semis de tubercules miliaires. Quelques-uns étaient caséeux. A droite et au sommet, il y avait des petites cavernes et des granulations tuberculeuses. Mais à la base d'un des poumons il existait une partie qui avait la consistance du fromage de Brie et présentait les caractères de la pneumonie blanche.

La tuberculose des sommets était démontrée par l'examen macroscopique. Le microscope permit de découvrir de nombreux bacilles de Koch.

La partie inférieure, qui présentait des lésions d'apparence syphilitique, n'était pas entièrement dépourvue de bacilles de Koch. Mais les bacilles n'existaient qu'en certains points.

En d'autres termes, la gomme n'était envahie que partiellement par les bacilles. Ceux-ci avaient donc profité de l'altération syphilitique qu'on rencontrait à la base de ce poumon, pour s'installer dans ce point du poumon.

Il faut donc conclure de ce fait que, même localement, les lésions syphilitiques du poumon préparent le terrain pour l'évolution du bacille de Koch. N'est-ce pas la

preuve que la syphilis peut jouer le rôle de cause d'appel
et de fixation, par rapport à la tuberculose ?

Sokolowski, médecin polonais, a publié une observation
qui confirme la précédente.

OBSERVATION 22. — (SOKOLOWSKY. *Deutsche med. Woch.*, 1893. *Revue
des sciences médicales*, t. XXIII, p. 236.)

Sujet de 42 ans, ayant eu à l'âge de 26 ans un chancre suivi de
manifestations cutanées et pharyngées que le traitement a fait disparaître très vite. Depuis ce temps, rien de nouveau. Sa femme est
morte, il y a deux ans, de phtisie aiguë ; de ses deux enfants, l'aîné
est mort peu après la naissance ; le second vit, mais il est scrofuleux.

Il y a dix-huit mois, frissons et fièvre, puis toux, dyspnée, amaigrissement. Depuis deux ans, voix rauque. Le sujet entre le 17 juillet 1881
à l'établissement de Naleuzow (Pologne). On trouve de la matité aux
deux sommets ; en avant, respiration obscure, craquements secs ; en
arrière, expiration soufflante, râles sonores. Dyspnée, bronchophonie,
toux sèche sans crachats, raucité de la voix. On constate au laryngos-
cope une destruction complète des cordes vocales, des bourgeons
charnus ressemblant aux polypes fibreux. Inappétence, vomissements.
Pas de fièvre ni de sueurs nocturnes. Pas d'adénopathie.

Il faut remarquer ici l'absence de crachats, l'absence de fièvre, de
diarrhée, le caractère des lésions laryngées qui, respectant la paroi
postérieure et l'épiglotte, se localisent sur les cordes vocales ; ces signes
sont insolites dans la phtisie vulgaire.

Le médecin diagnostique une pneumophtisie syphilitique, et donne le
sublimé et l'iodure de potassium. Au bout de dix jours, il note déjà de
l'amélioration. Le 6 août, le malade a gagné huit livres. Le 17 août,
on constate que tous les signes rationnels sont atténués, mais les symptômes physiques ne s'améliorent pas, on trouve même du gargouillement sous la clavicule droite. Les lésions laryngées persistent. Malgré
la persistance de ces altérations, l'état général est si bon, que le patient
part le 1er septembre.

A la fin de décembre, l'auteur revoit le patient dont l'état, depuis un mois, s'est considérablement aggravé : maigreur extrême, œdème des membres inférieurs, ascite. Peu de dyspnée, quelques crachats purulents ; albuminurie. Mort le 8 janvier.

Autopsie. — Les os du crâne sont épaissis, et leur face interne est rugueuse. Le larynx présente de larges ulcérations latérales avec granulations, destruction des cordes vocales, mise à nu des cartilages aryténoïdes (nécrose du larynx). Au sommet du poumon droit, caverne de 5 centim. de diamètre à parois lisses, et plus bas seconde caverne plus volumineuse. Pneumonie interstitielle des lobes inférieurs et moyens.

A gauche, nodosités dures, fibreuses, dans lesquelles pénètrent les bronches également indurées. Le sommet, constitué par du tissu fibreux, contient une cavernule remplie de pus, à parois rugueuses. On trouve dans le lobe inférieur plusieurs nodosités saillantes à la surface de l'organe, et parfaitement distinctes du parenchyme environnant. Adhérences pleurales des deux côtés.

Endocardite et atrophie du cœur.

Dégénérescence amyloïde du foie, de la rate, des reins.

Observation 23 (Cantani). — *Tuberculose pulmonaire consécutive à la syphilis pulmonaire.*

Un homme de 32 ans, célibataire, sans antécédents appréciables, eut en 1874 la blennorrhagie, et trois ans plus tard un chancre induré.

En 1882, pendant deux mois, il eut des accès de fièvre avec frissons et sueurs profuses. Sulfate de quinine. Après survinrent des douleurs ostéocopes. Injections hypodermiques de sublimé. La fièvre devint continue, et les crachats furent striés de sang.

A son entrée à la clinique, en 1886, on trouve au sommet du poumon droit une diminution de la sonorité à la percussion, sans matité, et dans l'expectoration il n'y a ni bacilles ni fibres élastiques.

Au 1er septembre, difficulté de la déglutition consécutive à la présence d'une gomme du pharynx.

Dans les premiers jours de novembre, frissons, fièvre vive, toux quinteuse, épistaxis ; l'expectoration renferme beaucoup de bacilles de Koch.

Diminution du poids du corps.

Cantani diagnostique : syphilis constitutionnelle et tuberculose pulmonaire consécutive probablement à un processus syphilitique local qui aurait préparé le terrain.

D. — Pleurésie chez les syphilitiques, et tuberculose

Jusqu'il y a quelques années on n'avait publié qu'un nombre restreint d'observations de lésions syphilitiques de la plèvre. M. Dieulafoy en a signalé un exemple dans ses leçons en 1889 ; en 1890, à la Société médicale des hôpitaux, MM. Chantemesse et Vidal firent une communication qui attira l'attention des observateurs sur les pleurésies du stade roséolique de la syphilis. Depuis cette époque deux thèses ont été soutenues à la Faculté de Paris sur ce même sujet, l'une en 1893 par M. Rochon, l'autre en 1894 par M. Carra.

Les lésions syphilitiques pleurales peuvent être rangées dans une des deux catégories suivantes : ou bien la lésion pleurale est un épiphénomène, une complication anatomique d'une lésion pulmonaire préexistante, ou bien elle est la lésion dominante, et dans ce cas elle est véritablement une pleurésie syphilitique. Nous ne nous occuperons pas ici des pleurésies consécutives dont notre maître Balzer a rapporté un exemple remarquable qui fait le sujet de l'observation 6 de la thèse de Jacquin.

Les pleurésies syphilitiques essentielles sont rares, si bien que Lang écrivait, en 1886 : « La pleurésie syphilitique primitive et indépendante de la syphilis des poumons semble n'être qu'uue exception très rare ».

Pendant notre année d'internat (1892) à l'hôpital Ricord, dans le service de M. Balzer, il ne nous a été donné d'observer aucun exemple de pleurésie du stade roséolique de la syphilis, bien que notre attention ait été attirée déjà sur ce point par les communications de MM. Chantemesse et Vidal d'une part, et par les deux observations que M. Talamon a publiées dans la *Médecine moderne* (1891, p. 668). M. Balzer nous disait récemment qu'il n'avait observé dans son service aucun cas de pleurésie chez les syphilitiques, en 1893 et 1894.

Plusieurs auteurs se refusent d'admettre la spécificité de ces pleurésies : au nombre de ceux-ci je citerai le prof. Landouzy (clinique de l'hôp. Laënnec) qui suspecte fort les syphilisés atteints de pleurésie au cours de leurs accidents secondaires d'être, comme tant de pleurétiques, dits à *frigore*, en puissance de tuberculose localisée dans la plèvre. « Il ne manque pas d'arguments de tout ordre pour dire que la nature purement syphilitique des pleurésies au cours des accidents secondaires n'a pas encore été faite, et que quand bien même la biographie complète des syphilitiques atteints de pleurésie au cours de leurs accidents secondaires ne les montrerait pas aux prises avec de nouvelles échéances tuberculeuses, on resterait en droit de se demander si les dits malades n'ont pas simplement profité de leur syphilis pour faire une tuberculose pleurale, la syphilis ayant ici joué le simple rôle de cause occasionnelle, tout comme l'aurait pu faire un refroidissement. Syphilitiques comme refroidis n'ont attendu que la cause occasionnelle pour *manifester* du côté de la plèvre, sous forme d'épanchement, la tuberculose localisante, tout comme des coxalgiques n'ont attendu qu'une chute, qu'un effort pour commencer leur coxo-tuberculose. Il est vraisemblable que si on prend coutume de faire, avec les liquides pleurétiques trouvés chez les syphilitiques, des injections abondantes intrapéritonéales chez le cobaye ou le lapin, ces injections révèleront la nature bacillaire des pleurésies dont souffrent les syphilitiques, lesquelles sont de support syphilitique et de nature bacillaire. »

On sait que la syphilis, tout en intéressant d'une façon spéciale le système lymphatique et le tissu conjonctif, respecte à peu près constamment les grandes séreuses. On connaît d'ailleurs la rareté des arthropathies au cours de la syphilis.

Les faits rapportés ne prouvent cependant pas que toute pleurésie survenant chez un syphilitique soit réellement de nature syphilitique ; les caractères n'en sont pas à ce point spéciaux, qu'on puisse conclure toujours à la nature syphilitique de la lésion pleurale (Potain).

M. Lancereaux se refuse à croire à la spécificité de la pleurésie qui survient au cours d'une éruption secondaire. « Une pleurésie sèche, formée d'adhérences membraneuses, sous forme de bandes épaisses, est, pour ainsi dire, l'acolyte obligé des lésions syphilitiques diffuses ou circonscrites du parenchyme pulmonaire.

« Cette pleurésie, qui, par ses caractères spéciaux, rappelle les adhérences qui unissent le foie syphilitique au diaphragme, se rattache manifestement à la syphilis.

« ... Ainsi la pleurésie syphilitique se reconnaît à des caractères propres : c'est une pleurésie membraneuse et

qui s'accompagne exceptionnellement, comme la vaginite
de même nature, d'un épanchement séreux, circonscrit
par d'épaisses bandes fibreuses. Elle n'est jamais une
pleurésie purement exsudative, comme pourraient le faire
croire plusieurs communications faites à la Société médicale des hôpitaux (année 1890), dans lesquelles on attribue à la syphilis tantôt des pleurésies ordinaires, sans
aucun caractère propre, sous prétexte qu'elles apparais-
sent au cours d'une éruption secondaire..... »

L'évolution même de la pleurésie peut-elle nous
donner quelques renseignements sur la nature de cette
affection. « Il se peut que soit par l'acuïté des symptômes
de début, soit par l'abondance plus grande de l'épanchement, la pleurésie attire toute l'attention, les autres manifestations secondaires de la syphilis étant peu accen-
tuées ou étant ignorées ou dissimulées par le malade. La
pleurésie peut alors être regardée comme une simple
pleurésie à *frigore*, et il est vraisemblable que fréquemment un semblable diagnostic a été porté » (Talamon).

Deux malades, atteintes de pleurésie au cours de leur
syphilis secondaire, ont été atteintes plus tard de tuberculose pulmonaire. Un malade dont l'observation a été
rapportée par nous plus haut, et atteint de pleurésie
gauche, aurait pu être considéré aussi comme atteint
de pleurésie syphilitique, jusqu'au jour où les premières
manifestations tuberculeuses sont écloses sous la clavicule du côté où avait été la pleurésie.

Dans un cas, l'examen microscopique du liquide a
été négatif, mais comme aucune inoculation n'a été
faite, on ne peut tirer aucune conclusion ; dans les autres
cas le liquide n'a pas été examiné.

Il reste un dernier point à éclaircir : c'est la nature du terrain sur lequel se sont développées ces pleurésies syphilitiques. M. Carra, dans sa thèse (novembre 1894), a réuni toutes les observations de pleurésies syphilitiques secondaires publiées avant lui par MM. Chantemesse et Vidal, Talamon, Lyon, Preetorius, Rochon, Brousse, Raynaud, Montseret. Nous avons parcouru les vingt-trois observations de sa thèse (nous avons laissé de côté l'observation 21). et nous avons constaté que dans vingt de ces observations il n'est fait mention d'aucun antécédent héréditaire ou personnel du malade. Restent quatre observations où nous pouvons puiser des renseignements. Dans la première, personnelle à Carra, il n'y avait aucun antécédent de tuberculose ni chez les ascendants ni chez la malade. Dans la seconde, l'auteur nous dit que le sujet de son observation n'avait pas d'antécédents personnels, mais il reste muet sur les antécédents héréditaires.

L'observation 16 (due à Brousse) nous montre parmi les antécédents héréditaires un père mort à 33 ans d'affection pulmonaire.

Dans l'observation 24, empruntée à la thèse de Montseret (Montpellier, 1894), nous lisons ces lignes : « Du côté des antécédents, nous apprenons que le père est mort d'une affection de poitrine à l'âge de 33 ans ; lui-même a présenté dans sa jeunesse quelques manifestations scrofuleuses ».

En raison du « post hoc ergo propter hoc », la coïncidence de phénomènes secondaires cutanés ou muqueux avec l'existence d'une pleurésie fit rentrer cette pleurésie dans le cadre de la syphilis, et la fit comparer au

point de vue anatomique à la roséole de la plèvre. Il en
advint de la pleurésie, ce qu'il en était advenu de l'ictère,
que l'on considère depuis Gubler comme la roséole des
canaux biliaires.

Ne semble-t-il pas étrange que sur quatre malades
ayant eu des pleurésies pendant la période secondaire de
la syphilis, et dont les antécédents nous sont donnés, il y
en ait deux qui présentent une tare tuberculeuse? Et
s'il est difficile d'admettre alors avec Brousse *(Ann. de
Derm.*, août-sept. 1894) que cette pleurésie, qui ne présente pas de caractères nettement tranchés, doive être
rapprochée de ces maladies que le professeur Fournier
vient de décrire sous le nom d'affections parasyphilitiques, et qui, étant syphilitiques d'origine, ne sont pas
syphilitiques de nature; on peut cependant reconnaître
que dans bien des cas la syphilis a été la cause occasionnelle de la première échéance morbide bacillaire du côté
de la plèvre sous forme de pleurésie.

CHAPITRE IV

**Diagnostic entre la syphilis pulmonaire et la tuberculose
pulmonaire chez les syphilitiques.**

Les lésions pulmonaires, syphilitiques de nature et
d'origine, empruntent parfois, dans leur symptomatologie, les allures des manifestations tuberculeuses,
si bien qu'il est presque impossible de les différencier les
unes des autres. Parmi les formes de la syphilis pulmonaire, il en est deux plus particulièrement qui se rappro-
chent des formes tuberculeuses; elles ont été désignées
par MM. Dieulafoy et Marfan sous les dénominations
suivantes : type simulant la phtisie aiguë, type simulant
la phtisie tuberculeuse vulgaire. Nous allons rapporter
brièvement l'histoire clinique de ces deux formes de
syphilis pulmonaire avant d'aborder l'étude du diagnostic
entre la phtisie tuberculeuse et la phtisie syphilitique.

1° Type simulant la phtisie aiguë.

Vierling d'une part, Cuffer et Remy d'autre part, ont
rapporté chacun une observation de pneumopathie
syphilitique aiguë avec démonstration anatomique à
l'appui. Le professeur Dieulafoy dans ses leçons fit une
étude approfondie de cette forme en réunissant les diffé-

rentes observations éparses dans la science, celle de M. Giraudeau consignée dans la thèse de Jacquin, une de M. Raymond et une troisième qui lui était personnelle. L'observation recueillie par M. Giraudeau peut être considérée comme le type de la pneumopathie syphilitique aiguë. Il s'agissait d'une femme de 35 ans qui avait perdu l'appétit depuis trois mois, avait maigri et été obligée de garder le lit à plusieurs reprises, à cause de sa faiblesse et d'accès de fièvre irréguliers se montrant surtout le soir. Depuis une huitaine de jours, la fièvre est presque continuelle; cette malade présente au poumon gauche et en arrière une matité étendue avec exagération des vibrations thoraciques, respiration soufflante et râles sous-crépitants. Bientôt le souffle devient caverneux mélangé de gargouillements et en quelques semaines la malade avait l'aspect d'une phtisique. Alors seulement, en raison de l'hypertrophie des ganglions occipitaux et inguinaux, et en raison d'une ulcération siégeant dans le cul-de-sac vaginal droit et ressemblant à une gomme ulcérée, on songea à l'origine syphilitique de la pneumopathie et on eut recours au traitement spécifique. Au bout de six semaines, la malade pouvait quitter l'hôpital, l'appétit était revenu, les crachats, les sueurs, la fièvre, tout avait disparu. Sept ans après il n'y avait aucun trouble nouveau des fonctions pulmonaires.

Dans la plupart de ces observations, les malades se présentent avec des signes de cavernes pulmonaires, expectorent des crachats nummulaires, ont des sueurs nocturnes, arrivent rapidement à la consomption et par conséquent revêtent le masque de la phtisie aiguë.

2° **Type simulant la phtisie tuberculeuse vulgaire.**

C'est la forme la plus fréquente de la syphilis pulmonaire ; elle répond à des cavernes gommeuses, ou à des
dilatations bronchiques. Les malades qui font les sujets
de ces observations ont la physionomie des phtisiques, si
bien que chez eux on soupçonne à priori une tuberculose
pulmonaire. Cette présomption trouve, comme chez la
malade dont l'histoire si intéressante a été rapportée par
M. Fournier, un appoint considérable dans la constatation
de certains troubles fonctionnels et des signes physiques.
La toux existe en général depuis plusieurs mois, sous
forme de quintes, et accompagnée d'une expectoration
verdâtre et puriforme. Il y a de l'oppression, des points
de côté fréquents, des accès fébriles le soir et des sueurs
nocturnes profuses. L'examen du thorax montre aussi
l'existence de signes cavitaires, matité bien nette à la
percussion, souffle caverneux, gargouillements à l'auscultation. En résumé, les troubles généraux et fonctionnels et les signes physiques : tout fait penser à la
phtisie pulmonaire vulgaire.

3° **Diagnostic.**

La symptomatologie de la syphilis pulmonaire n'offre
pas de signes qui lui soient propres ; d'autre part, cette
maladie est rare et nous venons de voir que dans sa mo-
dalité clinique elle empruntait souvent le masque de la
phtisie tuberculeuse aiguë ou chronique, si bien qu'un

certain nombre d'auteurs ont nié la possibilité d'arriver à un diagnostic exact.

Dans la syphilis pulmonaire aiguë bien que la dyspnée soit souvent intense, et sans rapport avec l'étendue de la lésion, elle est un signe insuffisant pour mettre sur la voie du diagnostic. Les signes physiques sont aussi ceux de la tuberculose pulmonaire. Leur localisation à la partie moyenne du poumon n'est pas constante. Une lésion spécifique apparaissant au niveau d'un autre organe, ou l'absence des bacilles dans les crachats, sont autant de signes en faveur du diagnostic « pneumopathie syphilitique aiguë ». S'il n'existe pas de signes pathognomoniques de la broncho-pneumonie syphilitique aiguë, l'ensemble du complexus symptomatique permet d'arriver du moins à un diagnostic de probabilité.

Lorsque le médecin se trouve en présence d'une pneumopathie chronique dont le mode de début, les signes, la marche s'écartent des types connus, il devra toujours songer à la syphilis et se rappeler que bien des malades n'ont dû la vie qu'à la perspicacité de leur médecin.

Dans aucune manifestation viscérale de la syphilis, il n'est aussi nécessaire que dans la syphilis pulmonaire, dit Mauriac, de rechercher les antécédents, de fixer la chronologie, de fouiller dans tous les sens le passé pathologique des malades, d'analyser scrupuleusement les signes physiques, de mesurer la portée des troubles fonctionnels et des symptômes généraux, de passer en revue tous les tissus et tous les organes pour y découvrir les déterminations actuelles ou le vestige de celles qui ont précédé l'affection pulmonaire, etc... Les résultats de cette enquête sont d'une importance capitale au point de vue du diagnostic; à eux seuls ils suffisent quelquefois pour l'établir. Enfin, dans les cas obscurs le traitement peut lever tous les doutes.

Nous avons vu que dans la plupart des cas la syphilis pulmonaire reproduisait le tableau clinique de la tuberculose. Il est excessivement important d'établir le diagnostic de syphilis pulmonaire ou de phtisie tuberculeuse chez un syphilitique, car le pronostic est absolument différent dans l'un ou dans l'autre cas et, si dans le premier le traitement spécifique peut amener la guérison, dans le second, il a le plus souvent un résultat funeste.

1° Le signe qui doit le plus éveiller l'attention, c'est la localisation même des lésions dans le poumon. Tandis que dans la tuberculose le siège de prédilection des néoformations est le sommet du poumon, dans la syphilis c'est la zone moyenne du poumon droit qui est le plus souvent atteinte, soit le lobe moyen, soit la partie inférieure du lobe supérieur ou la partie supérieure du lobe inférieur. En 1826 déjà, Schrœder van der Kolk dans ses observations anatomo-pathologiques (Amsterdam) s'exprimait ainsi : « Etenim non raro perscrutando cadavera syphiliticorum, qui, dum vivebant, phthisici videbantur, inveni in pulmonibus, præcipue in medio lobo, ulcus quoddam seu pus collectum, sine ullo tuberculo cingente », etc.

Sur 30 cas M. Grandidier (*Berliner Klinische Wochenschrift,* 1875, p. 195) aurait observé 27 fois une infiltration limitée au lobe moyen du poumon droit, deux fois celle-ci s'étendait au sommet, une fois seulement le poumon gauche était atteint. « Il résulte de là, dit cet auteur, qu'en présence de signes cavitaires ou d'une infiltration limitée au lobe moyen du poumon droit, le diagnostic de syphilis pulmonaire doit être porté sans restriction quand même toute autre manifestation syphilitique ancienne ou actuelle ferait défaut. »

En parcourant le tableau synoptique annexé à la thèse de Carlier, on remarque aisément que la syphilis pulmonaire n'a pas pour le lobe moyen une prédilection telle que semblerait l'indiquer la proportion donnée par Grandidier. On verra de plus qu'elle affecte assez fréquemment le sommet et la base, de telle sorte qu'il ne paraît pas nettement démontré qu'une portion du poumon soit beaucoup plus souvent touchée qu'une autre par la syphilis.

Dans l'observation de M. Raymond citée plus haut, comme dans une de M. Dieulafoy, la lésion siégeait au sommet gauche.

Au point de vue du siège des lésions, on trouve das l'ouvrage de Pancritius le résultat suivant des 18 autopsies qui y sont rapportées : Lésions du poumon droit, 9 cas ; lésions du poumon gauche, 2 cas ; lésions des deux poumons, 7 cas. Il n'en reste pas moins acquis que le processus syphilitique, à l'inverse de ce qui se passe dans la tuberculose, n'a pas de prédilection pour le sommet.

2° Les antécédents héréditaires doivent être pris en considération ; si chez le syphilitique on peut trouver des traces d'accidents secondaires ou tertiaires, dans la majorité des cas de tuberculose pulmonaire, on rencontre une prédisposition héréditaire.

3° L'évolution même de la maladie offre des renseignements précieux. Bien que dans certains cas la syphilis pulmonaire prenne des allures aiguës ou subaiguës, la plupart du temps au contraire, elle évolue avec une extrême lenteur, et le plus souvent aussi sans amener grand retentissement sur l'état général. On est frappé du contraste qui existe entre la bonne tenue de la santé dans son ensemble et la gravité des lésions pulmonaires. Ce contraste est un élément précieux de diagnostic et doit éveiller et diriger l'attention vers un processus pulmonaire autre que le processus tuberculeux.

4° La constatation d'antécédents syphilitiques bien positifs et la certitude que le malade a eu la syphilis n'ont aucune valeur pour faire écarter le diagnostic de turberculose pulmonaire chez un syphilitique. La coexistence d'accidents syphilitiques actuels en évolution est au contraire d'une grande importance. Pour Mauriac, deux syphiloses viscérales surtout doivent être prises en considération à cause de la fréquence de leur coïncidence avec le processus pneumo-syphilomateux : ce sont la syphilose hépatique et la syphilose laryngo-trachéo-bronchique. Si la première l'emporte comme nombre, la seconde l'emporte comme affinité fonctionnelle et anatomique, et c'est cette solidarité entre les parties constituantes de l'arbre respiratoire qui a conduit M. Schnitzler à accorder une grande valeur aux lésions syphilitiques du larynx dans le diagnostic de la syphilis pulmonaire.

La coexistence de ces lésions syphilitiques a permis souvent de faire le diagnostic et d'arriver à la guérison des pneumopathies. C'est ainsi que dans certains cas le signe révélateur a été : pour Fournier, un ulcère phagédénique du pied ; pour Gubler, une exostose du tibia ; pour Dieulafoy, un ulcère syphilitique du bras ; pour Jullien, une gomme de la jambe ; pour Panas, des lésions de l'œil.

5° M. Güntz (*Memorabilien*, Heft 4, 1881), qui a fait des recherches sur la température locale au cours de la phtisie pulmonaire d'origine syphilitique, a trouvé qu'elle était la même que dans les autres régions du corps, tandis que dans la phtisie ordinaire, Peter et M. Vidal (d'Hyères) ont démontré que la température était toujours plus élevée au niveau du foyer tuberculeux.

6° S'appuyant sur ce fait que la syphilis n'a pas de prédilection pour le sommet, en présence d'un foyer morbide anormal et en l'absence de lésions concomitantes, il sera nécessaire de rechercher le bacille de Koch dans l'expectoration. Les crachats des syphilitiques ne le contiennent pas, et si des examens réitérés ne le montrent pas, il faudra penser à la syphilis. Mais il est vrai que la recherche du bacille n'a pas une valeur absolue, puisque d'une part la syphilis et la tuberculose peuvent évoluer ensemble comme chez le malade de M. Gouguenheim, ou bien encore qu'après nombre d'examens négatifs, on peut un jour rencontrer des bacilles dans les crachats, le malade s'étant tuberculisé, comme dans le cas de M. Potain.

7° Le meilleur argument en faveur de la nature syphilitique d'une pneumopathie est fourni par les résultats favorables du traitement spécifique. Toutefois ce critérium n'est pas absolu, puisqu'il n'est point impossible que derrière la syphilis il y ait de la tuber culose. Il peut y avoir alors une amélioration temporaire, le processus tuberculeux continuant à évoluer par la suite; d'autre part, M. Potain a vu un cas où la tuberculose confirmée par la présence du bacille de Koch dans les crachats fut considérablement améliorée par le fait du traitement spécifique.

Aujourd'hui, nous résumerions ainsi avec Marfan, le critérium clinique de la syphilis pulmonaire dans les caractères suivants dont la réunion laissera peu de place au doute : « syphilis antérieure, tableau morbide de la consomption pulmonaire, absence de bacilles de la tuberculose dans les crachats, constatation de lésions scléro-gommeuses dans d'autres parties de l'organisme, effets favorables du traitement antisyphilitique ».

Diagnostic anatomique. — Certains auteurs ont nié la possibilité de faire le diagnostic de la spécificité des lésions pulmonaires sur la table d'autopsie. Les gommes ne peuvent guère être confondues avec les tubercules que lorsqu'elles sont petites, du volume d'un pois ou d'une lentille. Avec M. Fournier (*Gaz. hebdom.*, 1875, p. 775), nous dirons que les principales différences qui permettent de distinguer la gomme du tubercule sont des différences de siège, de nombre, de volume, de couleur et de consistance. Nous ajouterons quelques caractères microscopiques à ces différences.

1° D'abord *différence de siège*. — Le tubercule a pour habitude d'occuper les deux poumons et surtout d'affecter avec une prédilection bien connue le sommet des poumons. Inversement la gomme est le plus souvent limitée à un poumon, de plus elle affecte indifféremment tout siège, occupant tout aussi bien le lobe inférieur ou moyen que le lobe supérieur, et même ne siégeant qu'assez rarement au sommet.

2° *Différence de nombre.* — Les productions gommeuses pulmonaires sont habituellement très peu nombreuses, souvent uniques. Ce qui caractérise au contraire le tubercule, réserve faite pour certains cas exceptionnels, c'est la confluence.

3° *Différence de volume.* — La gomme est habituellement plus volumineuse que le tubercule ; ou pour mieux dire la gomme n'est jamais aussi petite que le tubercule, elle n'est jamais miliaire.

4° *Différence de couleur.* — La gomme est toujours blanche ou jaune, elle n'est jamais demi-transparente, comme l'est le tubercule à une certaine période.

5° *Différence de consistance.* — Alors qu'elle ne s'est pas encore ramollie, la gomme est plus consistante, plus dure que le tubercule ; et, même ramollie, elle est plus consistante encore, en raison de sa coque périphérique, dure, résistante, laquelle ne se rencontre pas avec le tubercule.

6° *Caractères histologiques.* — La gomme se distingue du tubercule par les caractères histologiques suivants. Les lésions vasculaires y diffèrent de forme et d'intensité de celles du tubercule, et le nodulegommeux n'est pas toujours aussi semblable qu'on l'a dit au follicule tuberculeux. Le tubercule peut en effet se développer dans un tissu absolument sain, tandis que la gomme se développe dans un tissu déjà malade. Enfin, grand caractère, la gomme ne présente de bacilles de la tuberculose ni dans son contenu ni dans sa paroi.

CHAPITRE V

Du traitement des syphilitiques tuberculeux.

Après avoir constaté que la syphilis, par l'action débilitante qu'elle exerce sur l'organisme en fait un bon terrain de culture pour le bacille de la tuberculose, il semble rationnel d'admettre que le traitement antisyphilitique doive avoir une influence favorable sur l'évolution de la tuberculose pulmonaire chez les sujets atteints de syphilis. Mais ce n'est là qu'une illusion et la clinique est là pour nous prouver que, comme l'a dit si justement Daremberg, « l'histoire des applications des composés mercuriels au traitement de la tuberculose pulmonaire est une longue suite de déceptions ».

Baumes dit que l'administration inconsidérée du muriate oxygéné de mercure pour la cure des maladies vénériennes a quelquefois délabré la poitrine, et on en a été induit à reprocher à ce médicament de détruire essentiellement le tissu du poumon. A ce propos, il cite quatre observations desquelles il résulte pour lui, ainsi du reste que pour Ramazzani, que le mercure a une action tuberculisante non douteuse.

S'il est difficile d'admettre l'action tuberculisante invoquée par ces auteurs, il est au contraire facile de se ranger à l'opinion de ceux qui soutiennent que le traitement mercuriel est une cause aggravante de la tuberculose.

« Il m'est souvent arrivé, dit Sacharjin, (*Berlin. klin. Wochensch.*, 1878), de voir des malades avec des accidents syphilitiques, soit primitifs, soit tertiaires, gagner la tuberculose commune avec sa fièvre, ses hémoptysies, sa toux, son expectoration, ses altérations à la percussion et à l'auscultation. Dans ces cas le traitement antisyphilitique ne produisait pas d'amélioration ; au contraire, l'état empirait, à tel point que j'ai dû supprimer le traitement spécifique. »

Dans trois de nos observations (4,23,40), dit Stieffel (*Th. Nancy*, 1884 p. 104), on a dû supprimer le traitement spécifique qui tout en agissant sur les lésions syphilitiques d'une manière favorable, ne semblait qu'affaiblir davantage les malades et hâter l'évolution tuberculeuse.

Kubassow et Strisower traitent les tuberculeux par les frictions mercurielles. Mais Lassar, de Berlin, a fait remarquer que chez les tuberculeux syphilitiques, les frictions mercurielles déterminent souvent des hémoptysies et une aggravation manifeste de la tuberculose (Daremberg).

Pour le professeur Fräntzel, le traitement de la phtisie aiguë avec le sublimé se montre non seulement dépourvu d'utilité mais encore nuisible.

Après un traitement mercuriel prolongé, on voit les malades pâlir, perdre l'appétit, éprouver du malaise général, en un mot présenter une série de symptômes dont l'ensemble rappelle de tous points celui de la chlorose (Hallopeau). Si le traitement mercuriel produit quelquefois l'anémie, il est plus rare, aujourd'hui du moins, que cette anémie aille jusqu'à produire l'état cachectique. M. Balzer n'a observé une véritable cachexie attribuable au mercure que chez une malade de l'hôpital de Lourcine.

Quoi qu'il en soit, des interprétations pathogéniques, nous devons admettre avec M. Balzer que les tuberculeux supportent d'une manière très inégale le traitement mercuriel qui, chez eux, ne doit jamais être intensif.

Le professeur Landouzy enseigne aussi que les mercuriaux « font mal » aux syphilitiques tuberculisants. L'iodure de potassium n'est pas chez eux de meilleur emploi, il apporte plus d'inconvénients locaux (hyperhémie, congestion bronchique et péribronchique) que d'avantages spécifiques, l'iodure de potassium faisant, autour des lésions tuberculeuses même commençantes, toutes proportions gardées, ce que font les injections de tuberculine de Koch.

Cela est si vrai, qu'on a pu, dans certains cas de bacillose pulmonaire commençante et douteuse, diagnostiquer plus vite et mieux la tuberculose, la médication iodurée semblant pathogéniquement — action vaso-dilatatrice de l'iodure de potassium — servir la fixation et le développement bacillaires.

Cela est si vrai qu'on peut dire, sans paradoxe, que la médication iodurée, mauvais agent thérapeutique de la bacillose, est une manière de moyen de diagnostic (L. Landouzy. *Cours de thérapeutique de la Faculté*, 1895).

Nous rapportons ci-dessous une observation dans

laquelle le professeur Potain soupçonne le traitement mercuriel d'avoir aggravé les manifestations tuberculeuses du poumon chez un syphilitique.

Une malade de 42 ans avait perdu son frère et sa sœur de tuberculose. Elle ne présentait, cependant, aucun symptôme pouvant se rattacher à cette affection, quand elle eut, en 1884, une hémiplégie gauche et une hémiplégie faciale de l'autre côté. Elle fut traitée par l'iodure de potassium et les frictions mercurielles, et guérie de cette façon. Il est bon de dire qu'elle avait présenté, peu de temps avant l'apparition de son hémiplégie, une éruption papulo-squameuse. Le traitement antisyphilitique qui lui fut donné détermina la production d'une stomatite intense et d'accidents du côté du pharynx, à tel point qu'il fut nécessaire de la nourrir avec une sonde.

A son entrée à l'hôpital, cette femme avait de la matité, de l'expiration prolongée, etc. C'était une tuberculose au début; je dois ajouter qu'elle sortit très améliorée de nos salles.

La tuberculose était donc survenue, chez cette syphilitique, peu après l'efflorescence d'une éruption papulosquameuse. Le traitement antisyphilitique administré sans mesure produisit des accidents qui ont peut-être contribué, pour une part difficile à déterminer, à préparer le terrain pour l'évolution du bacille de Koch. Dans tous les cas, la syphilis qui existait auparavant chez cette malade a favorisé l'éclosion de la tuberculose.

Avec notre maître Balzer (*Thérapeutique des maladies vénériennes*, 1894, p. 237), nous dirons que la médication spécifique doit être toujours précédée d'un examen complet du malade. Il y a lieu de tenir compte de toutes les indications, des prédispositions morbides, des maladies générales déjà existantes, des affections locales. Non seulement il y a un intérêt majeur à faire cet examen pour faire le choix de la médication, pour en connaître les contre-indications possibles, pour régler le dosage du mercure et de l'iodure ; sans doute, le médecin aura pour but de diriger son traitement d'après les règles générales adoptées pour l'administration des spécifiques, mais il réglera la marche de ce traitement d'après l'état du malade et emploiera tous les moyens qui peuvent soutenir son organisme contre l'infection syphilitique.

Souvent, il est en effet indispensable d'adjoindre au mercure ou à l'iode d'autres médicaments, et avant tout la médication tonique.

L'iodure de fer, prescrit en sirop ou en pilules, convient particulièrement aux syphilitiques anémiés. Souvent aussi on conseillera avec avantage l'arsenic à la dose tonique pendant quelques semaines. Les préparations à base de gentiane, de quinquina, de kola, les antiscorbutiques, l'huile de foie de morue, etc., rendent aussi des services.

Dans le même ordre d'idées, il faut donner une place aux prescriptions d'hygiène. La nourriture doit être fortifiante, substantielle, les boissons abondantes ; on peut conseiller au malade l'usage du café, de l'alcool à doses modérées.

CONCLUSIONS

I. — Quand la syphilis survient chez des individus atteints déjà de tuberculose pulmonaire, elle aggrave celle-ci et en précipite la marche.

II. — Quand la tuberculose survient chez des syphilitiques, quelquefois la tuberculose garde son allure ordinaire, mais le plus souvent elle évolue d'une façon rapide si la syphilis est dans sa période secondaire, ou au contraire elle reste torpide si la syphilis est ancienne.

III. — La syphilis joue un double rôle à l'égard du bacille tuberculeux :

1° Elle affaiblit l'état général et modifie le terrain sur lequel doit évoluer le bacille de Koch ;

2° De par les lésions qu'elle a suscitées sur les muqueuses du larynx et des bronches ou dans les poumons elle en fait autant de portes d'entrée pour le bacille ;

3° Les pleurésies de la période secondaire de la syphilis sont de support syphilitique et de nature bacillaire (L. Landouzy).

IV. — Le diagnostic entre la syphilis pulmonaire et la tuberculose pulmonaire chez les syphilitiques ne peut se faire que par la présence ou l'absence des bacilles dans l'expectoration.

V. — Le plus souvent le traitement antisyphilitique a une influence déplorable sur l'évolution de la tuberculose pulmonaire, si bien que, perdant comme tuberculeux le droit au traitement syphilitique, le malade qui mène de front les deux infections, est dans la pire situation, menacé, s'il veut conjurer sa syphilis, d'aggraver sa tuberculose.

Conclusion : parmi les associations infectieuses, il n'en est pas de pire, pas de plus redoutable que la combinaison d'une syphilis et d'une tuberculose (L. Landouzy).

Une déduction à tirer de ce fait et dont ne peut pas se départir la prophylaxie, c'est que tout syphilitique (spécialement tout syphilitique ayant eu des localisations spécifiques bucco-pharyngo-laryngées) doit fuir comme la peste toutes fréquentations bacillaires, et doit être soucieux d'une minutieuse antisepsie bucco-pharyngée ; ce que la thérapeutique ne saura guérir, il appartient à l'hygiène de l'empêcher. (L. LANDOUZY. *Cours d'hygiène de la Faculté*, 1885.)

INDEX BIBLIOGRAPHIQUE

Aitken. — On pulm. lesions associed with syphilis. *Army med. Reports for* 1861, p. 423, 63.

Arnold. — Coïncidence d'ulcération tuberculeuse et syphilitique dans le larynx. *Pacific. med. and surg., Journ.*, t. XXXI, p. 70

Aufrecht. — Zwei Fälle von syphilitisches Miliartuberculose. *Deutsche Zeitschrift f. prakt. Med.* Leipz., 1874, I, 223-226.

Balzer. — *Thérapeutique des maladies vénériennes*. Paris, Doin, 1894.

Berteling (J.-B.). — The relation of tuberculosis to scrofula and syphilis. *Cincinnat. Lancet. Clinic.*, 1888, XX, 521-524.

Bresse. — Th. de Montpellier, 1879.

Bulkley (L.-D.). — Case of tubercular syphilis. *Archiv. Dermat.* N.-Y, 1875, II, 39-42.

Cadier. — *Traité de laryngologie*, Paris.

Carra. — *Des pleurésies syphililiques*. Th. Paris, 1894.

Claisse. — *L'infection bronchique*. Th. Paris, 1893.

Colomatti. — La sifil. nella produz. della tisi. *Giorn. ital. delle mal. ven.*, 1878, p. 3.

Daremberg. — *Traitement de la phtisie pulmonaire*. Paris, Rueff, 1892.

Dussaussoy. — *Bulletin de la Société anatomique*, 1876.

Elsenberg (A.). — *Berlin. klin. Wochenschr.*, 1890, XXVII, 128-132.

Fasano. — 1er *Congrès de la Soc. ital. de laryng.* Rome, oct. 1892.

Fergusson. — Some points in the relation of syphilis to pulmonary diseases. *Med. News*, 17 janvier 1885.

Fournier (A.). — De la phtisie syphilitique. *Gaz. hebdom.*, 1875. — *Les affections parasyphilitiques*. Paris, Rueff, 1894.

Galliard. — Contribution à l'étude de la phtisie galopante. *France médicale*, 22 février 1887, p. 271.

Gamberini. — La syphilis peut-elle être la cause directe des tubercules pulmonaires. *Gaz. med. ital.,* 1853.

Gouguenheim. — *Bulletin de la Société méd. des hôpitaux,* 1879, p. 150.

Granier. — De la complication de la tuberculose par la syphilis. *Bull. et mém. Soc. de thérap.,* Paris, 1885, p. 141-155.

Grünewald. — Ueber Combination von S. und T. im Larynx. *München. med. Woch.,* XXXIV, p. 392-414.

Guidone. — Sur la symbiose du processus syphilitique et tuberculeux. *La Riforma medica,* 4 cctobre 1893, p. 50.

Hochsinger. — Syphilis congénitale et tuberculose. *Wiener med. Blätter,* 1894, p. 255-272.

Homolle· — Art. Syphilis. Dict. de Jaccoud.

Hutchinson. — *Policlin. Philadelphia,* t. V, p. 225.

Lagneau (fils). — *Des maladies pulmonaires causées ou influencées par la syphilis.* Th. Paris, 15 juillet 1851.

Lancereaux. — *Traité de la syphilis.*

— Des affectiuns syphilitiques de l'appareil respiratoire. *Arch. de méd.,* 1873.

Landouzy (L.). — Associations morbides : syphilis et tuberculose; terrains et graine. *Congrès pour l'étude de la tuberculose,* 1891. Paris, 1892, II, p. 185-187.

— *Titres et travaux scientifiques.* Paris, Alcan, 1890.

— *Cliniques de l'hôp. Laënnec.*

— Communications orales.

Lemonnier. — Thèse de Paris, 1810.

Marfan. — *Traité de médecine.* CHARCOT-BOUCHARD, t. IV.

Mauriac. — *Gazette des hôpitaux,* 1888.

Mays. — Phtisie syphilitique. *Policlin. Philadelphia,* t. VI, p. 231.

Milron. — On pulm. diseases au their relation to syphilis. *Army med. Reports for* 1861, p. 423-463.

Montseret. — Th. Montpellier, 1893-1894.

Porter (W. H.). — *The medical Record,* 12 mars 1887.

Potain. — Syphilis et tuberculose pulmonaire. *Gazette des hôpitaux,* 1888. *Union médicale,* janvier 1894. *Semaine médicale,* 6 février 1895.

Poterin du Motel. — Tuberculose syphilitique. *Union médicale.* Paris, 1878, XXVI, p. 864-866.

De Renzi. — Tuberculose et syphilis laryngo-pharyngée. *Rivista clinica e terapeutica*, octobre, 1886, et *France méd.*, 1887, t. II, p. 1522.

Réthi. — Zur Casuistik der Lungensyphilis. *Wiener med. Presse*, 1884, n° 52, p. 544.

Rochon. — *Des pleurésies syphilitiques*. Th. Paris, 1893.

Ruault — *Traité de Médecine*. CHARCOT-BOUCHARD, IV, p. 197.

Sacharjin — *Berlin klin. Wochens.*, 1878.

Sandwith — *The Lancet*, 1892, II, 711-714.

Santini (S.). — Sifilide e tuberculosi ; osservazione clinica. *Giorn. de med. mil.* Firenze, 1870, 662-669.

Schnitzler. — Ueber kombination von Tuberculose u. syphilis der Lunge, des Kehlkopfes u. des weichèn Gaumes. *Wien. med. Presse*, 1883, XXIV, 115.

— *Intern. klin. Rundschau*, 1887, 3 et 8.

Schurly. — Diagnostic différentiel des affections laryngées tuberculeuses syphilitiques et rhumatismales. *Trans. intern. med. Congr.*, Wash., t. IV, p. 38.

Sée (**G.**). — *Phtisie bacillaire des poumons*, 1884.

Senger. — *Ueber die Beziehungen der Lungensyphilis zur tuberculose*, in-8°, Berlin, 1883.

Stieffel. — *De l'influence de la syphilis sur l'éclosion et l'évolution de la tuberculose*. Th. Nancy, 1884.

Tessier. — Thèse de Paris, 1881.

Thoresen. — Ueber deu Zusammenhang zwischen Syphilis u. Phthisis. *Jahresbericht*, 1875, p. 539-541.

Verneuil. — *Congrès de Londres*, 1881.

Ziffer. — Simultaneous apparance of syphilis and tuberculosis ; reflexions on mixed infections. *Intern. klin. Rundschau*, 1888, n°s 31 et 32.

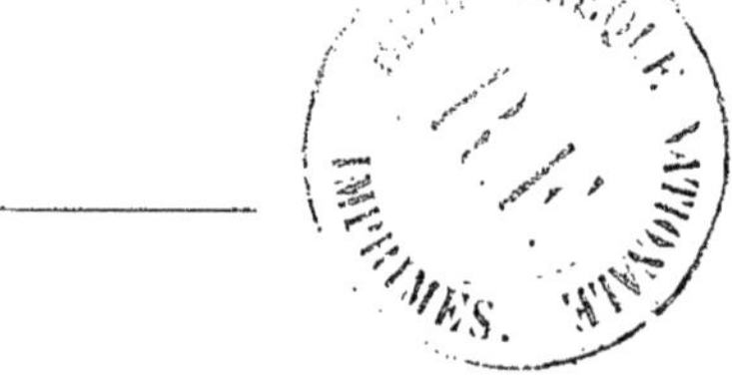

TABLE DES MATIÈRES

IMPRIMERIE LEMALE ET Cⁱᵉ, HAVRE